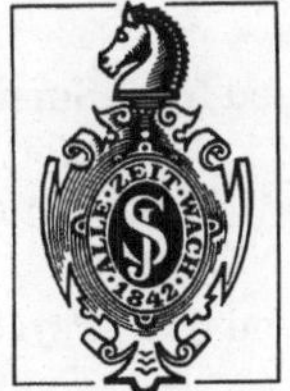

Monographien aus dem
Gesamtgebiete der Psychiatrie

**63**

Herausgegeben von
H. Hippius, München · W. Janzarik, Heidelberg
C. Müller, Onnens (VD)

Band 54    **Die Lichttherapie der endogenen Depression**
Ein Beitrag zur chronobiologischen Forschung
in der Psychiatrie
Von M. Dietzel

Band 55    **Kategorien der Lebensgeschichte**
Ihre Bedeutung für Psychiatrie und Psychotherapie
Von A. Zacher

Band 56    **Die Wirksamkeit ambulanter psychiatrischer Versorgung**
Ein Modell zur Evaluation extramuraler Dienste
Von W. an der Heiden, B. Krumm und H. Häfner

Band 57    **Grundgefühle**
Phänomenologie - Psychodynamik - EEG-Spektralanalytik
Von W. Machleidt, L. Gutjahr und A. Mügge

Band 58    **Schizophreniebehandlung aus der Sicht des Patienten**
Untersuchungen des Behandlungsverlaufes und der
neuroleptischen Therapie unter pathischem Aspekt
Von K. Windgassen

Band 59    **Depression und Angst**
Psychopathologische Untersuchungen des Angsterlebens
melancholischer und neurotischer Kranker
Von H. Kuhs

Band 60    **Verlauf psychischer Erkrankungen in der Bevölkerung**
Von M. M. Fichter

Band 61    **Schizophrenie und Alkohol**
Zur Psychopathologie schizophrener Bewältigungsstile
Von J. Zeiler

Band 62    **Suizid und Sterblichkeit neuropsychiatrischer Patienten**
Mortalitätsrisiken und Präventionschancen
Von A. Genz

Band 63    **Psychopathologie und Verlauf der postakuten Schizophrenie**
Von H. A. Kick

Hermes Andreas Kick

# Psychopathologie und Verlauf der postakuten Schizophrenie

Mit 19 Abbildungen und 52 Tabellen

Springer-Verlag

Berlin Heidelberg New York
London Paris Tokyo
Hong Kong Barcelona
Budapest

Privatdozent Dr. Hermes Andreas Kick
Klinikum der Universität Heidelberg
Psychiatrische Klinik
Voßstraße 4, W-6900 Heidelberg
Bundesrepublik Deutschland

ISBN-13:978-3-642-84470-6

CIP-Titelaufnahme der Deutschen Bibliothek
Kick, Hermes A. : Psychopathologie und Verlauf der postakuten Schizophrenie / H. A. Kick. - Berlin ;
Heidelberg ; New York ; London ; Paris ; Tokyo ; Hong Kong ; Barcelona ; Budapest : Springer, 1991
(Monographien aus dem Gesamtgebiete der Psychiatrie ; 63)
ISBN-13:978-3-642-84470-6      e-ISBN-13:978-3-642-84469-0
DOI: 10.1007/978-3-642-84469-0
NE: GT



Die Wiedergabe von Gebrauchsnamen, Handelsnamen, Warenbezeichnungen usw. in diesem Werk
berechtigt auch ohne besondere Kennzeichnung nicht zu der Annahme, daß solche Namen im Sinne der
Warenzeichen- und Markenschutz-Gesetzgebung als frei zu betrachten wären und daher von jedermann
benutzt werden dürften.

Produkthaftung: Für Angaben über Dosierungsanweisungen und Applikationsformen kann vom Verlag
keine Gewähr übernommen werden. Derartige Angaben müssen vom jeweiligen Anwender im Einzelfall
anhand anderer Literaturstellen auf ihre Richtigkeit überprüft werden.

Satz: Datenkonvertierung durch Ulrich Kunkel Textservice, W-6921 Reichartshausen,
Bundesrepublik Deutschland

25/3130-543210 – Gedruckt auf säurefreiem Papier

# Vorwort

Schizophrenieforschung steht heute mehr denn je in einem vielfältigen Spannungsfeld naturwissenschaftlich-experimenteller, phänomenologisch-empirischer und philosophisch-erkenntniskritischer Positionen. Diese wirken, zuweilen unreflektiert, in der Gestalt der ihnen verpflichteten Schizophreniekonzeptionen in den klinischen Alltag hinein. Dem ist konstruktiv nur zu begegnen durch die Besinnung auf die traditionelle klinische Perspektive, die seit jeher mehr war, mehr sein mußte als jene Positionen, indem sie gesamthaft ärztlich verantwortetes Erkennen und Handeln umgriff. Gerade weil die hier vorgelegte Studie ein Beitrag zur objektivierenden Ebene des klinischen Problembereiches der Schizophrenie sein will, hält sie in ihrem Ansatz an einer theoretisch-psychopathologischen Argumentationsbasis fest, die die Verbindung zur klinischen Praxis sichert. Sie bleibt eben dadurch Resultaten methodisch unterschiedlicher Herkunft gegenüber offen, ein Anliegen, das sich mir nicht zuletzt im Blick auf die vielfältigen Anregungen, die ich während meiner Tätigkeit an der Heidelberger Psychiatrischen Klinik erfuhr und derer ich dankbar gedenke, immer deutlicher herausbildete.

Mein besonderer Dank richtet sich an Herrn Professor Janzarik, der die Arbeit stetig und wohlwollend unterstützt hat. Danken möchte ich allen Kollegen der Psychiatrischen Klinik, die durch ihre Kooperationsbereitschaft die Realisierung der Studie wesentlich erleichterten. Herrn Professor E. Weber, Abteilung für Biostatistik des Deutschen Krebsforschungszentrums in Heidelberg, möchte ich für statistische Beratung und technische Unterstützung meinen Dank aussprechen. Herrn Dipl.-Psych. Richter von der hiesigen Klinik gilt mein Dank für die Durchführung der umfangreichen Datenverarbeitung. Er war mir darüber hinaus ein in methodischen Fragen ebenso kritischer wie klinischen Problemen gegenüber aufgeschlossener Gesprächspartner. Danken darf ich sodann meiner Sekretärin, Frau Exner, für ihr freundliches Engagement beim Schreiben der Manuskripte. Dank gebührt schließlich allen Patienten für ihre Bereitschaft zur Mitwirkung. Ihnen ist die Arbeit gewidmet.

Heidelberg im Dezember 1990           Hermes Andreas Kick

# Inhaltsverzeichnis


1 Einleitung .................................... 1

2 Die historischen Voraussetzungen der dichotomen Aspekte
aktueller Schizophreniekonzeptionen .................. 3
  2.1 Die Herausbildung der psychopathologischen Dichotomie
      kognitiver versus affektiver und produktiver versus
      chronischer Symptombildungen ................... 3
  2.2 Die Anfänge der Grundstörungsdiskussion .............. 6

3 Dichotome Aspekte in den aktuellen
Schizophreniekonzeptionen ........................ 8
  3.1 Produktive und Insuffizienzsymptome .................. 8
  3.2 Kognitive und affektive Störungen .................... 11
  3.3 Erlebnis- und Verhaltensstörungen in der
      Selbst- und Fremdbeurteilung ..................... 13
  3.4 Stadienmodelle und Kontinuummodelle ................ 14

4 Das postakute Stadium als Forschungsgegenstand ........... 17
  4.1 Konsequenzen aus der Exposition historischer
      und aktueller Problemstellungen für die Definition
      eines postakuten Stadiums ...................... 17
  4.2 Konzeptionelle Konsequenzen für das postakute Stadium ..... 21
      4.2.1 Ordnungsgestalt der klinischen Symptomatologie ..... 21
      4.2.2 Persönlichkeit und Symptomatologie
            im postakuten Schizophrenieverlauf ........... 23
      4.2.3 Leistungspsychologische Aspekte
            im postakuten Schizophrenieverlauf ........... 24
      4.2.4 Einflußfaktoren auf den postakuten
            Schizophrenieverlauf ................... 25
  4.3 Hauptfragestellungen und Untersuchungskonzept ........... 27

5 Methodik ................................... 29
  5.1 Epidemiologische Aspekte ........................ 29
  5.2 Rekrutierungskriterien .......................... 30
  5.3 Untersuchungsmodus ........................... 30
      5.3.1 Zeitpunkte der Erhebung ................. 30

|  | 5.3.2 | Erfassung der klinischen Symptomatik | 31 |
|  | 5.3.3 | Leistungspsychologische Untersuchungen | 33 |
|  | 5.3.4 | Persönlichkeitspsychologische Untersuchungen | 33 |
| 5.4 | | Zur statistischen Methodik | 33 |

**6 Beschreibung der Stichprobe** ... 36
6.1 Prämorbide soziodemographische Variablen ... 36
    6.1.1 Geschlechtsverteilung ... 36
    6.1.2 Lebensalter bei der Erstmanifestation ... 37
    6.1.3 Familienstand ... 37
    6.1.4 Wohnung bei Ersterkrankung ... 38
    6.1.5 Berufliche Tätigkeit vor der Ersterkrankung
    und Herkunftsschicht ... 38
6.2 Prämorbide Persönlichkeitsvariablen ... 40
    6.2.1 Prämorbide soziale Anpassung ... 40
    6.2.2 Prämorbide Persönlichkeit ... 40
    6.2.3 Prämorbide Intelligenz ... 41
6.3 Prämorbide psychosoziale Belastung ... 42
6.4 Krankheitsbezogene Variablen ... 43
    6.4.1 Dauer der Prodromi ... 43
    6.4.2 Typologie der Prodromi ... 44
    6.4.3 Dauer der Akut-Erkrankung ... 44
    6.4.4 Dominierendes psychopathologisches
    Initialsyndrom ... 45
    6.4.5 Akuität des Erkrankungsbeginns ... 45
    6.4.6 ICD-Diagnose des behandelnden Psychiaters ... 46
    6.4.7 Dauer des postakuten Stadiums ... 47
    6.4.8 Stationäre Behandlungsdauer ... 47
    6.4.9 Medikamentöse Behandlung ... 48
6.5 Zustandsbilder am Ende der Verlaufsbeobachtung ... 49
    6.5.1 Psychopathologie ... 49
    6.5.2 Wohn- und Arbeitsmilieu ... 51

**7 Die Einflußfaktoren auf den Syndromverlauf
in der Synopse** ... 52

**8 Die kognitiven Störungen im postakuten Stadium** ... 55
8.1 Kontroversen zur Einordnung der sog.
Basisstörungen (FBF) ... 55
8.2 Die Basisstörungen (FBF) als kognitive Minus-Symptome ... 56
8.3 Einflußfaktoren auf den postakuten Restitutionsverlauf
der Basisstörungen ... 60
8.4 Der postakute Restitutionsverlauf der kognitiven
Plus-Symptomatik ... 61

**9    Affektive Symdromkomponenten im postakuten Stadium** . . . . . . .   63
   9.1    Depressive und manische Stimmungsverschiebungen
            in schizophrenen Verläufen . . . . . . . . . . . . . . . . . . . . . . . .   63
   9.2    Depressive und manische Syndromatik
            im postakuten Stadium . . . . . . . . . . . . . . . . . . . . . . . . . . .   65
   9.3    Einfach-apathische und gemischte Insuffizienz-
            syndrome im postakuten Stadium . . . . . . . . . . . . . . . . . . . .   76
   9.4    Affektive Plus- und Minussymptomatik im
            psychopathologischen Kontext . . . . . . . . . . . . . . . . . . . . .   84

**10   Das postakute Stadium in der Selbst- und
       Fremdbeurteilung: Konvergenzen, Divergenzen
       und psychopathologischer Deutungsbezug** . . . . . . . . . . . . . . .   87

**11   Leistungspsychologische Variablen und
       psychopathologische Erfassungsgrößen** . . . . . . . . . . . . . . . . .   92

**12   Persönlichkeitspsychologische Komponenten
       und ihre Beziehung zur klinischen Symptomatologie** . . . . . . . . . .   99
   12.1   Wahrnehmungspsychologische Voraussetzungen . . . . . . . . . .   99
   12.2   Stabile und instabile Rorschach-Merkmale
            im postakuten Verlauf . . . . . . . . . . . . . . . . . . . . . . . . . .   101
   12.3   Erlebnistypus und klinische Symptomatologie . . . . . . . . . . . .   103

**13   Konsequenzen für einen klinisch-integrativen Verstehens-
       und Therapieansatz der postakuten Schizophrenie** . . . . . . . . . .   108
   13.1   Die postakute Konsolidierung als Konstriktion . . . . . . . . . . .   108
   13.2   Strukturelle und dynamische Aspekte des
            postakuten Verlaufs . . . . . . . . . . . . . . . . . . . . . . . . . . . .   116
   13.3   Regulative Vorgänge und Konstriktion . . . . . . . . . . . . . . . . .   119
   13.4   Die graduelle Lösung der Konstriktion als Grundfrage
            der Therapie des postakuten Stadiums . . . . . . . . . . . . . . . .   123

**Zusammenfassung** . . . . . . . . . . . . . . . . . . . . . . . . . . . . . . . . . .   132

**Literatur** . . . . . . . . . . . . . . . . . . . . . . . . . . . . . . . . . . . . . . . .   135

**Sachverzeichnis** . . . . . . . . . . . . . . . . . . . . . . . . . . . . . . . . . . .   147

# 1 Einleitung

Seit jeher bildeten die lauten und dramatischen Initialzustände der akuten Schizophrenie einerseits und die hochgradig defektuösen Bilder als sogenannte Endzustände andererseits bevorzugte Forschungsbereiche. Erst relativ spät begann die
Beschäftigung mit Syndromen in dem wichtigen Bereich des Übergangs zwischen
akuten Verlaufsabschnitten und dem Einmünden in vollständige Restitution oder in
Chronifizierung. Ein allmählicher Wandel des Interesses trat erst ein, nachdem die
akute Symptomatik pharmakotherapeutisch und klinisch weitgehend beherrschbar
geworden war und ihre Dauer seitdem bei Ersterkrankten nur selten einige Wochen
bis wenige Monate überschritt. Dadurch wurde erst recht deutlich, daß die mit den
anschließenden Verlaufsabschnitten aufgeworfenen theoretischen, verlaufstypolo-
gischen und therapeutischen Fragen weiterhin offen blieben. Die hohe klinische
und praktische Bedeutung der hiermit zusammenhängenden Probleme wurde durch
alle Verlaufsstudien, so die IPSS-Studie der WHO (1979), nur bestärkt, in der vollständige, symptomfreie Remissionen, bezogen auf eine Zweijahreskatamnese, mit
32% angegeben werden. In zwei weiteren epidemiologisch fundierten, prospektiven Fünfjahresverlaufsstudien wurde eine vollständige behinderungsfreie Remission in 19% (Biehl et al. 1987) und 23% (Watt et al. 1983) gefunden. In den älte-
ren, methodisch nicht direkt vergleichbaren Langzeitstudien mit einer mittleren Katamnesedauer zwischen 22 und 37 Jahren lag die Häufigkeit symptomfreier Patienten unter Anwendung weniger strenger Kriterien zwischen 20% (Bleuler 1972) und
26% (Huber et al. 1979) bzw. 29% (Ciompi und Müller 1976).

So berechtigt es ist, gegenüber verbreiteten Vorurteilen zu betonen, daß der
Anteil an sozial befriedigenden Restitutionen höher ist, erfreulicherweise etwa dop-
pelt so hoch wie die oben genannten Quoten vollständiger Remissionen, bleibt
doch das beherrschende Problem, daß es bei dem größten Teil der schizophren Erkrankten zu keiner vollständigen Besserung kommt. Klinisch besteht Übereinstimmung, daß die Vielgestalt der zeitlich schnell wechselnden Symptomatologie akuter Verlaufsabschnitte zumindest in der Regel zur undramatischen und weniger
konturierten Symptomatologie chronischer Verlaufsabschnitte in Kontrast zu setzen ist. Bestärkt wurden diese Auffassungen dadurch, daß zum einen deutliche Unterschiede u.a. hinsichtlich des pharmakotherapeutischen Ansprechens (Vaillant
1964) und des langzeitprognostischen Aussagewertes (Möller et al. 1981; Möller
et al. 1982) der akuten gegenüber der nicht-akuten Symptomatologie zu belegen
waren und zum anderen beide in jeweils unterschiedlicher Weise vom Einfluß prämorbider Faktoren abhängen (Möller et al. 1984). Dies darf nicht darüber hinweg-
täuschen, daß viele Probleme, die den Übergang zwischen akuten und chronischen

Verlaufsabschnitten betreffen, nicht hinreichend geklärt sind. Will man daher das Forschungsinteresse auf einen eher vernachlässigten oder zumindest bisher kaum eigens in den Mittelpunkt gestellten, klinisch jedoch entscheidenden Übergangsbereich lenken, der nach dem akuten und vor dem chronischen Verlaufsabschnitt liegt, so erhebt sich als erstes die Frage nach der Präzisierung des zu untersuchenden Verlaufsabschnittes. Es wird somit in einem ersten Schritt erforderlich sein, ein postakutes Stadium zu definieren und die sich auf psychopathologische Argumente stützende Begründung einschließlich der darin enthaltenen theoretischen Vorannahmen darzulegen. Die hierzu erforderlichen Erläuterungen der historischen, begrifflichen und methodischen Voraussetzungen sollen in einem ersten Teil der Studie unternommen werden. Auf der klinischen Ebene sind dabei historisch vorgebildete und den aktuellen Problemstand nach wie vor bestimmende Dichotomien zu berücksichtigen: die psychopathologische Dichotomie von Plus- und Minussymptomatik, die psychologische von kognitiven und affektiven Störungen, die methodische von Selbst- und Fremdbeurteilung sowie die verlaufsbezogene Dichotomie von Stadien versus Kontinuum-Modellen. Neben Fragen von Symptomverlauf und Syndromaufbau werden in dem vorgelegten Entwurf prämorbide und morbusbezogene Einflußfaktoren berücksichtigt. Nach der Herausarbeitung der den postakuten Verlauf kennzeichnenden psychopathologischen Grundkomponenten stehen die kognitiven Störungen sowie die Verlaufscharakteristika affektiver Plus- und Minussymptome im Mittelpunkt der Untersuchung. Dem folgt eine vergleichende Untersuchung zur Selbst- und Fremdbeurteilung sowie zur Beziehung leistungspsychologischer Variablen und psychopathologischer Erfassungsgrößen. In einem weiteren Kapitel werden persönlichkeitspsychologisch bestimmbare Komponenten in ihrem Verhältnis zur klinischen Symptomatologie untersucht.

Die abschließende Interpretation des postakuten Stadiums bezieht sich sowohl auf gruppenstatistisch gewonnene, nomothetische wie auch kasuistisch belegte idiographische Aspekte. Zusammengeführt werden diese Ansätze in der Absicht, einen Beitrag zur Klärung struktureller und dynamischer Gemeinsamkeiten wie Besonderheiten des postakuten Stadiums im Vergleich zu den übrigen Verlaufsabschnitten der Schizophrenie zu leisten und wo möglich Konsequenzen für einen klinisch-integrativen Verstehens- und Therapieansatz aufzuzeigen.

# 2 Die historischen Voraussetzungen der dichotomen Aspekte aktueller Schizophreniekonzeptionen

## 2.1 Die Herausbildung der psychopathologischen Dichotomie kognitiver versus affektiver und produktiver versus chronischer Symptombildungen

Die historische Entwicklung der gegenwärtig dominierenden Schizophreniekonzeptionen ist nicht ganz so verschlungen, wie im Blick auf ihre Vielzahl vermutet werden könnte. Vielmehr zeichneten sich hinsichtlich der sich klinisch stellenden Grundfragen der Schizophrenielehre bereits im 19. Jahrhundert eine begrenzte Zahl von Lösungsmöglichkeiten ab, die bis heute von Bedeutung geblieben sind. Ganz offensichtlich können die historischen Wurzeln aktueller Auffassungen zu ihrem besseren Verständnis beitragen. Wo eine fruchtbare Weiterentwicklung innerhalb der klinischen Tradition festzustellen war, vollzog sich diese in immer erneutem Austausch von empirisch aufgeworfenen Fragen und theoretischen Lösungsangeboten und umgekehrt von theoretischen Problemstellungen und deren empirischer Bearbeitung (Tabelle 1).

Bemerkenswert ist, daß die *Abfolge* der Zustandsbilder heterogener psychopathologischer Prägung und deren möglicher Zusammenhang zu Beginn der neuzeitlichen wissenschaftlichen Psychiatrie nicht problematisiert wurde. Vielmehr äußerte Pinel (1801), daß die Geisteskrankheiten Wandlungen durchmachten und jeweils entsprechend unterschiedlich zu klassifizieren seien. Durch diese psychopathologisch weit aufgefächerte, zustandsbildliche Betrachtungsweise kam es noch nicht zu der später für die nosologische Zusammenhangsfrage theoretisch so entscheidenden und herausfordernden Polarität von produktiv-psychotischen und Insuffizienz-Syndromen. Von Esquirol (1838) wurde, fußend auf der zunehmenden Kenntnis von längeren Verläufen, als Erfordernis erkannt, auch ganz unterschiedliche psychopathologische Bilder zu Krankheitseinheiten zusammenzufügen. Mit dem Gedanken eines Nosos, der wechselnde Syndrome umfassen konnte, erwuchs die psychopathologische und theoretische Frage nach der zugrundeliegenden Gemeinsamkeit, die die Einheit begründen könne. Esquirol sah diese Verklammerung in dem Bereich kognitiver Störungen, so den gemeinsamen Alterationen der Wahrnehmung, der Aufmerksamkeit und der Verstandestätigkeit. Aktuellen kognitionspsychologischen Überlegungen nahekommend, äußerte Esquirol u.a.: „Viele derselben (der Geisteskranken) lesen nicht, weil die Buchstaben ihnen untereinander herumzuspringen scheinen, so daß sie dieselben nicht ordnen können, um Silben und Wörter aus ihnen zu bilden." In den unterschiedlichen Syndromen sah Esquirol jeweils Modifikationen von Aufmerksamkeitsstörungen, bei der Manie Auswei-

**Tabelle 1.** Klinisch-theoretische Zusammenhangsfragen und historische Lösungsansätze

| | klinisch | theoretisch |
|---|---|---|
| Pinel (1801) | *Zustandsbildliche* Krankheitsvorstellungen | Diskontinuierliche Zustandsbilder entsprechen jeweils eigenständigen Krankheitsformen |
| Esquirol (1838) | *Verlaufsorientierte* Krankheitsvorstellungen | Kontinuum: begründet mit durchgängigen *kognitiven* Störungen |
| Griesinger (1845) | *Verlaufsorientierte* Krankheitsformen | Stadien: begründet auf unterschiedlicher Symptomakzentuierung: affektive versus kognitive Störungen |
| Kahlbaum (1863) | Krankheitseinheit als *Zustands-Verlaufs-*Gestalt | Kontinuum: Jedoch zu unterscheiden partielle und totale Psychosen (Verlaufstypologische Aufteilung als Konsequenz) |
| Kraepelin (1899) | Krankheitseinheit als *Zustands-Verlaufs-*Gestalt | Kontinuum: Kognitive und affektive Störungen sind Ausdruck derselben „Zentralen Störung" (Grundstörung) |
| Bleuler (1911) | Krankheitseinheit gekennzeichnet durch „Primäre Symptome" | Kontinuum: Kontinuierlich vorhandene „Primäre Symptome" entspringen dem Krankheitsprozeß |

tung, bei Wahnkranken Einengung, bei Abbausyndromen Minderung der Aufmerksamkeit. Esquirol stellte sich somit den sich aus der klinischen Empirie ergebenden Fragen in ganz bestimmter Weise, indem er nämlich nach einem die Einheit psychopathologisch heterogener Bestände begründenden Störungskontinuum fragte (Tabelle 1).

Gegenüber der bei Esquirol deutlich hervortretenden Intention betonte Griesinger (1845) den Aspekt einer kategorialen Trennung von Verlaufsabschnitten. Als Kriterium hierfür wurden die zugrundeliegend gedachten psychologischen bzw. psychopathologischen Störungsbereiche herangezogen. Es wurde ein primäres, mit affektiver Bewegung einhergehendes, fakultativ reversibles Stadium von dem Verlaufsabschnitt sekundärer Schwächezustände unterschieden. Letzterer sei durch die Schwäche aller psychischen Reaktionen, insbesondere durch kognitive Störungen gekennzeichnet, die auch nach Abklingen der akuten affektiven Bewegung fortbestünden. Griesinger schrieb (1876, S. 322–323): „Wir begreifen unter diesem Abschnitt eine Reihe krankhafter Seelenzustände, welche bei großer Verschiedenheit im einzelnen, doch zusammen eine natürliche Gruppe bilden. Schon dadurch stehen sie sich alle sehr nahe, daß sie (mit wenigen, bald zu bezeichnenden Ausnahmen) kein primäres, sondern ein consecutives Irresein bilden, dass sie als Reste und Residuen der bisher betrachteten Formen, wenn diese nicht geheilt werden,

4

zurückbleiben. Ferner dadurch, dass hier das psychische Grundleiden nicht mehr, wie in der Schwermuth und Manie, in herrschenden Affecten beruht, welche secundär das richtige Vorstellen beeinträchtigen, sondern die Störung der Intelligenz an sich selbst, bei zurückgetretenen oder ganz abwesenden Affecten die Grundanomalie bilden." Ohne Zweifel zog Griesinger somit für seine später so genannte Stadienlehre neben der Dichotomie von vorhandener bzw. fehlender affektiver Bewegung die Dichotomie von Affektivität und Kognition als Einteilungsgrund heran.

Beim Versuch einer Synthese der bis dahin erfaßten, heterogenen psychopathologischen Zustandsbilder zu einer umfassenden Krankheitseinheit, zeigten sich, seit die Problemlage in der Nach-Pinelschen-Aera klinisch aktuell wurde, unter Berücksichtigung der klinisch-nosologischen Grundprämissen zwei grundsätzliche theoretische Lösungsmöglichkeiten. Entweder war trotz der Heterogenität der psychopathologischen Phänomene gleichwohl ein dahinterstehendes Kontinuum zu hypostasieren, eine Auffassung wie sie von Esquirol vertreten wurde, oder aber es war eine kategoriale Grenze im Verlauf anzuerkennen, wobei es dann nahelag, diese Stadien, den Überlegungen Griesingers folgend, mit qualitativen Sprüngen im psychopathologischen Bereich zu identifizieren. Innerhalb eines hypostasierten Krankheitsmodells, das als Kontinuum gesehen wurde, mußte die Frage nach der zugrundeliegenden durchgängigen Störung beantwortet und danach der im Verlauf auftretende qualitative Sprung im Bereich der psychopathologischen Bestände erklärt werden. In den Stadienmodellen dagegen wurden den unterschiedlichen psychopathologischen Beständen von vorneherein unterschiedliche Störungen zugeordnet.

Die weitere Entwicklung ging dahin, die in den primären Stadien im Sinne von Griesinger enthaltenen heterogenen psychopathologischen Bestände zu differenzieren in solche, die einem affektiven Syndrom im engeren Sinne mit phasischem bzw. zirkulärem Verlauf zuzuordnen waren (Falret 1851; Baillarger 1854), und solchen, die zu einem chronischen Verlauf tendierten. Für weitere Überlegungen wegweisend war hier die Beschreibung einer „primären Form der Seelenstörung" (Snell 1865), die die stadienartige Einteilung in primäre und sekundäre Seelenstörungen von Griesinger in Frage stellte und die auf die bereits initial vorkommenden und ohne affektive Bewegung einhergehenden paranoiden Bestände aufmerksam machte. Letztere seien, wenn bereits zu Beginn der Erkrankung vorhanden, Vorzeichen drohender Chronifizierung. Angesprochen waren hier „rein" paranoid-halluzinatorische Syndrome, die nunmehr in Kontrast gesetzt werden konnten zu Psychosen, die mit phasischen bzw. zirkulären Antriebs-Stimmungs-Verschiebungen mit oder ohne paranoid-halluzinatorische Symptombeimengung einhergingen. Mit dieser Differenzierung zeichnete sich eine doppelte Dichotomie der psychopathologischen Bestände ab, zum einen diejenige von affektiven versus kognitiven Störungen und zum anderen diejenige von produktiven versus nichtproduktiven bzw. chronischen Symptomen. Auch die chronischen Insuffizienzsyndrome enthielten grundsätzlich kognitive und affektive Störungskomponenten, aber eben keine affektive Bewegung, wie sie für die akuten Erkrankungen kennzeichnend waren. Die so sich darstellende psychopathologische Problemlage war durch das Stadienkonzept von Griesinger nicht mehr befriedigend aufzufangen, je deutlicher es wurde, daß sich schon in relativ frühen Abschnitten der Erkrankung durch die jeweilige psychopathologische Akzentuierung unterschiedliche Verlaufstendenzen abzeichneten.

## 2.2  Die Anfänge der Grundstörungsdiskussion

Kraepelin nahm den Gedanken klinischer Zustands-Verlaufs-Einheiten unter einem empirischen Gesichtswinkel auf und hob dieselben bekanntlich in nosologischen Rang. Dem späteren Kraepelin war das damit verbundene Dilemma durchaus bewußt (Kick 1981a, b). Doch führte der Ansatz zunächst zu einer vollständigen Neuordnung der bis dahin erfaßten psychopathologischen Bestände. Ab der 4. Auflage des Kraepelinschen Lehrbuches (1893) entfielen die sekundären Schwächezustände sensu Griesinger. Sie wurden in ihrem psychopathologischen Kern von der neuen Krankheitseinheit, der Dementia praecox, aufgenommen, die demnach psychopathologisch heterogene, teilweise der Vesania typica circularis (Kahlbaum 1863) entstammende, jedenfalls sowohl von affektiver Bewegung getragene wie auch defiziente Symptomatik enthielt. Daraus ergab sich für Kraepelin klinisch wie theoretisch das Problem, nach dem psychopathologisch Einheitlichen zu fragen, das die Erkrankung der Dementia praecox von Beginn bis hin zur Demenz kennzeichne. Kraepelin sah in der Tat von den Initialstadien, die mit oder ohne affektive Bewegung einhergehen konnten, bis zu den Endstadien der Dementia praecox psychopathologisch Durchgängiges: „Die Mannigfaltigkeit der Zustandsbilder, die wir im Verlauf der Dementia praecox beobachteten, ist eine sehr große, so daß für die oberflächliche Betrachtung die innere Zusammengehörigkeit nur schwer erkennbar ist. Dennoch begegnen uns gewisse Grundstörungen in mehr oder weniger ausgeprägter Form überall wieder, am reinsten allerdings in Endstadien, in denen die mehr zufälligen und vorübergehenden Begleiterscheinungen des Krankheitsvorganges hinter den dauernden und gekennzeichnenden Veränderungen des Seelenlebens zurückgetreten sind." „Die Schwächung des Urteils der geistigen Regsamkeit und der schöpferischen Fähigkeiten, die Abstumpfung der gemütlichen Anteilnahme und der Verlust der Tatkraft, endlich die Lockerung der inneren Einheitlichkeit des Seelenlebens" seien Ausdruck ein und derselben „ganz zentralen Störung" (Kraepelin 1899, II. S. 138). Damit finden sich hier bereits die Wurzeln der Grundstörungsdiskussion einer späteren Zeit. Rein psychopathologisch sah Kraepelin das Einheitliche sowohl in kognitiven wie affektiven Insuffizienzsymptomen, der „Schwächung des Urteils, der gemütlichen Anteilnahme, dem Verlust der Tatkraft sowie der Lockerung der inneren Einheitlichkeit". E. Bleuler (1911) steht im Schnittpunkt prinzipieller, theoretischer Entwicklungslinien. Durch die doppelte Unterscheidung zum einen auf der klinischen Ebene zwischen spezifischen und als obligatorisch angesehenen Grundsymptomen (Störung der Assoziation, der Affektivität sowie Autismus) und akzessorischen Symptomen (Sinnestäuschungen, Wahn, katatone Symptome u.a.) und zum anderen der theoretischen Unterscheidung zwischen primären, direkt dem Krankheitsprozeß entspringenden,

6

und sekundären, darauf aufbauenden Symptomen waren die begrifflichen Voraussetzungen für eine getrennte Betrachtung diagnostischer und krankheitstheoretischer Ansätze geschaffen. Bleuler gelang überdies eine Synthese, die die doppelte Dichotomie von Grundsymptomen und akzessorischen Symptomen sowie affektiven und kognitiven Störungen umgriff. Die psychopathologisch faßbaren Assoziationsstörungen wurden als auf eine Grundstörung rückführbare primäre Symptome angesehen, die affektive Störungen und in der weiteren Folge komplexere Symptome nach sich zögen. Umstritten blieb indessen - und hier zeichneten sich die Entwicklungslinien künftiger Auseinandersetzungen ab - zum einen der Charakter der Grundstörung selbst, zum anderen die Frage der Spezifität der Grundsymptome und schließlich das Problem, welche Symptome als Grundsymptome aufzufassen seien.

Anknüpfend an die von E. Bleuler vertretene Unterscheidung in prozeßunmittelbare, primäre und in sekundäre Symptome, vertiefte I. Berze (1914) die Grundstörungsdiskussion. Neu war der dynamische Aspekt seiner Überlegungen. Die Grundstörung im Gesamtverlauf der schizophrenen Erkrankung erblickte er in einer Insuffizienz der „psychischen Aktivität", die alle seelischen Akte umgreife, insbesondere die denk- und handlungsbezogene Intentionalität. Während Conrad (1958) und Ey (1963) in der jüngeren Zeit diesen Gedanken aufnahmen und weiter entwickelten, wurde schon früh Kritik an einem lediglich auf ein dynamisches „Hypo" rekurrierenden theoretischen Modell geäußert, so von Gruhle (1922). Gruhle vertrat die Auffassung, daß das „Hypo" nicht ausreiche, um alle schizophrenen Symptombereiche, also die produktive Symptomatik von Wahn- und Sinnestäuschungen einerseits und Insuffizienzsymptomatik andererseits adäquat zu interpretieren. Zusätzlich müßten, ähnlich wie innerhalb des manisch-depressiven Formenkreises, „Hyperphasen" unterschieden werden.

Damit ist das historische Vorfeld der Fragen neuerer, psychopathologischer Schizophrenieforschung skizzenhaft umrissen. Grundlegend verschiedene aktuelle Schizophreniekonzepte, so dasjenige von Huber (1966, 1983) und dasjenige von Crow (1982, 1985), gehen von den Problemstellungen Bleulers aus und sind in unterschiedlicher Weise von der Auseinandersetzung mit ihm bestimmt.

# 3 Dichotome Aspekte in den aktuellen Schizophreniekonzeptionen

## 3.1 Produktive und Insuffizienzsymptome

Mit beachtenswerter Konsequenz haben vorwiegend anglo-amerikanische Arbeitsgruppen seit der einflußreichen Arbeit von Strauss, Carpenter und Bartko (1974) die psychopathologische Dichotomie von produktiver und Insuffizienz-Symptomatik in ein Konzept sog. positiver und negativer Symptome aufgenommen. Theoretisch wird häufig auf die historischen Wurzeln der neurologischen Modelle von Jackson (1889) (Andreasen 1982a,b; Pogue-Geile und Harrow 1984) und Reynolds (1858) (Berrios 1985) Bezug genommen. Läsionsbedingte Störungen einer niedereren hierarchischen Ebene, die Negativsymptome, sollten unter bestimmten Bedingungen die produktiven bzw. positiven Symptome, als Enthemmungsphänomene, freisetzen. Crow (1982) postulierte als Entsprechung der Positiv- und Negativ-Symptomatik zwei Dimensionen somatischer Störungen, die jeweils in reiner oder kombinierter Form die Syndromgestalt prägten (Pfohl und Winokur 1982). Das Modell ist unter Beiziehung teils belegter, teils umstrittener somatischer Befunde weiterentwickelt worden. Die positiven Symptome, zu denen insbesondere Wahn, Halluzinationen und Zerfahrenheit zählte, wurden als durch dopaminerge Dysregulation bedingt, grundsätzlich reversibel und durch Pharmaka supprimierbar angesehen (Angrist et al. 1980a,b). Dagegen wurden die negativen Symptome als irreversibel, pharmakotherapeutisch resistent und durch Nervenzellschädigung verursacht aufgefaßt (Weinberger und Bigelow 1980). Zustandsbildlich und verlaufskategorial wurden ein Typ I der Schizophrenie mit positiven Symptomen, ein durch negative Symptome gekennzeichneter Typ II und ein weiterer, kombinierter Typus unterschieden. Durch die Postulierung einer Zweidimensionalität der somatischen Krankheitsvorgänge wich Crow der psychopathologischen Schwierigkeit aus, auf die jeder eindimensionale Ansatz stößt. Problematisch blieb hingegen die Erklärung chronisch persistierender, neuroleptika-resistenter Wahn- und Halluzinationsformen wie auch die grundsätzlich mögliche Rückbildung negativer Symptome (Carpenter et al. 1985; Goldberg 1985). Gerade über diesen Kontroversen gewann Crow seinen Forschungsansatz, die Konzepte positiver und negativer Symptome auf ihre Validität zu überprüfen (Pogue-Geile und Harrow 1985; Sommers 1985; Zubin 1985).

Bezüglich der psychopathologischen Begründung des Konzeptes von Positiv- und Negativ-Symptomatik beriefen sich die Autoren im allgemeinen auf die Unterscheidung E. Bleulers von Grundsymptomen und akzessorischen Symptomen (Tabelle 2), wobei allerdings Meinungsverschiedenheiten hinsichtlich der Weite bzw.

**Tabelle 2.** Vergleichende Übersicht zur psychopathologischen Dichotomie von E. Bleuler und aktuellen Konzeptionen schizophrener Residualverfassungen

| E. Bleuler (1911) | | Andreasen (1982) | | Huber (1983/87) |
|---|---|---|---|---|
| Grund-symptome | Akzessorische Symptome | Negative Symptome | Positive Symptome | Basissymptome |
| Störung der Affektivität | Sinnes-täuschungen | Affective flattening<br><br>Anhedonia<br><br>Avolition (Apathy) | Hallu-zinationen | Störungen des Antriebs und der Affektivität<br>1. Direkte Minus-symptome: Antriebsreduzierung u.a.<br>2. Indirekte Minus-symptome: Erhöhte Erregbar-keit u. a. |
| Störung der Assoziationen | Wahn | Alogia<br><br>Attentional impairment | Wahn<br><br>Formale Denk-störungen (!) | Kognitive Störungen: Kognitive Denk-, Wahrnehmungs- und Handlungsstörungen |
| Autismus | Katatone Symptome u. a. | | Bizarre Ausdrucks-symptome | Coenästhesien, zentral-vegetative Störungen |

**Tabelle 3.** Vergleichende Übersicht zu unterschiedlichen Konzeptionen der Negativen Symptomatik

| Autoren | Negative Symptome | Positive Symptome |
|---|---|---|
| Lewine, Fogg, Meltzer (1983) | Alogia<br>Affective flattening<br>loose association<br>($\doteq$ Zerfahrenheit) | |
| Andreasen (1982) | Alogia<br>Affective flattening<br>Anhedonia<br>Avolition<br>Attentional impairment | Hallucinations<br>Delusions<br>Positive formal Thought disorder<br>($\doteq$ Zerfahrenheit)<br>Bizarre behavior |
| Crow (1982) | Affective flattening<br>Poverty of speech ($\doteq$ Alogia)<br>Loss of drive ($\doteq$ Apathy) | Hallucinations<br>Delusions<br>Thought disorder |

der Enge des negativen Symptombereiches bislang nicht ausgeräumt werden konnten. Lewine, Fogg und Meltzer (1983) vertraten das breiteste Konzept der Negativsymptome, das im Gegensatz zu Strauss, Carpenter und Bartko (1974) sowie Andreasen (1982) Zerfahrenheit mit einschloß (Tabelle 3). Letztere zählten inhaltliche und formale Denkstörungen, Wahrnehmungsstörungen und Verhaltensstörungen (katatones Verhalten) zu den positiven, Affektverflachung, Apathie und einen Teil der formalen Denkstörungen (jedoch nicht Zerfahrenheit, sondern Blockierungserlebnisse) zu den Negativsymptomen. Die Entsprechung zu Bleuler, auf die die Autoren sich beriefen, wurde bezüglich der psychopathologischen Konstituenten so nicht deutlich, da Bleuler bekanntlich die Zerfahrenheit zu den Grundsymptomen zählte. Die akzessorischen Symptome wären nämlich mit den positiven bzw. akuten Symptomen, die negativen mit den Grundsymptomen in Parallele zu setzen gewesen. Auch Andreasen (1982a,b) fügte wie Strauss, Carpenter und Bartko (1974) die Zerfahrenheit zwar unter Berufung, jedoch entgegen Bleuler zu den positiven Symptomen (Tabelle 2). Andreasen definierte ihre Negativsymptomskala im übrigen anhand eines speziell entwickelten Fremdbeurteilungsinstrumentes (SANS), das die fünf Subskalen Alogie, affektive Verflachung, Apathie, Anhedonie und Aufmerksamkeitsstörung enthält. Crow (1985) vertrat, hier im Widerspruch zu Andreasen, ein noch engeres Konzept der Negativsymptome. Er begründete dies damit, daß Anhedonie Ausdruck der Depressivität und damit kein Negativ-Symptom sei. Denkstörungen einschließlich Aufmerksamkeitsstörungen, nicht jedoch Denkverarmung, wurden der Kategorie positiver Symptome zugeordnet. In dieser Richtung schienen auch neuere Befunde von Cornblatt et al. (1985) zu sprechen. Im Blick auf diese klinisch zentralen, bislang ungelösten Probleme verwundert es nicht, wenn auch grundsätzliche Zweifel an den Prämissen des Konzeptes positiver versus negativer Symptome geäußert wurden.

Ebenfalls in der Auseinandersetzung mit der Schizophrenietheorie Bleulers kam Huber zu einem Schizophreniemodell, in dem prodromale, akute sowie residuale Verlaufsabschnitte unter dem einheitlichen Aspekt eines den Morbus determinierenden Prozeßgeschehens betrachtet wurden. Huber (1966; Huber et al. 1979) wies unter Berufung auf eigene umfangreiche empirische Verlaufsuntersuchungen darauf hin, daß sowohl in Prodromalstadien wie in akuten und postpsychotischen Stadien substratnahe Basissymptome vorlägen, die als Hinweise für einen einheitlichen, diesen Basissymptomen zugrundeliegenden Krankheitsprozeß zu gelten hätten. Im Gegensatz zu Bleulers Grundsymptomen sah Huber allerdings diese Basissymptome als diagnostisch unspezifisch an. Nichtsdestoweniger wurden sie zum theoretischen Angelpunkt weiterer Überlegungen. Die Ausprägung der Basissymptome wurde als abhängig sowohl von einer „endogen“ modulierten wie auch von einer von situativen Belastungen beeinflußten Prozeßaktivität angesehen. Aus dieser Sicht war der Übergang von Basissymptomen und in gewisser Weise auch von Insuffizienzsymptomen in produktive Symptomatik und deren Rückbildung in unmittelbaren Zusammenhang mit einer Zu- bzw. Abnahme der Intensität des zugrundeliegenden, somatischen Prozesses zu stellen. Die Reversibilität von Insuffizienzsymptomen war ebenfalls im Sinne eines reversiblen „Basisprozesses in Latenz“ plausibel zu explizieren. Problematisch blieb jedoch auch in diesen Überlegungen die Bewertung chronischer Halluzinosen, bei denen kein Anhalt für Prozeßaktivität mehr bestand. Psychopathologisch mußte daher neben der produktiv-psychotischen Verfassung und der Potentialreduktion, also einem Mangel an Antrieb und Emotionalität, eine dritte Komponente, die in Anlehnung, jedoch nicht völliger Übereinstimmung mit Janzarik (1962) Strukturverformung genannt wurde, hypostasiert werden. Die theoretischen Überlegungen zur Klärung der Verbindung von produktiven und „defektuösen" Symptomgruppen waren dabei gegenüber den auf einer bloßen Insuffizienzhypothese basierenden Theorien wesentlich plausibler, aber auch komplexer geworden (Berze 1914; Conrad 1958; Ey 1963). Freilich war hiermit das Hervorgehen der produktiven Symptome, als sog. komplexer Endphänomene, aus den substratnahen Basissymptomen im einzelnen noch nicht erklärt – hierzu hat Klosterkötter (1988) in jüngerer Zeit Befunde vorgelegt -, es waren jedoch die strukturellen Annahmen expliziert, die eine Voraussetzung zur Überbrückung der Kluft bildeten.

## 3.2 Kognitive und affektive Störungen

Bleuler (1911) hatte die assoziative Störung des Denkens und die hieraus resultierende Beeinträchtigung des Fühlens als Ergebnis der zugrundeliegenden Primärstörung aufgefaßt. In der Folgezeit war diese ausgewogene theoretische Synthese mehr und mehr verloren gegangen. Dies ließ Süllwold (1977) von einer eher dynamistisch orientierten mittel- und westeuropäischen und einer kognitionspsychologisch orientierten russischen und amerikanischen Traditionslinie sprechen. In den Schizophreniemodellen der jüngeren Zeit indessen wird ein verstärktes Bemühen um die Berücksichtigung beider Aspekte und um eine Klärung der sich aus der psychologischen Dichotomie von kognitiven und affektiven Störungen ergebenden Fragen erkennbar. Jedenfalls hat gerade die differenzierte Erfassung der Erlebnissymptomatik, wie sie in der Konzeption der Basissymptome von Huber unternommen wird, anregend gewirkt, die affekt- und kognitionspsychologischen Entwürfe zusammenzuführen. Aufgrund empirischer Befunde wird kaum bestritten werden, daß Stimmungen und Affekte sowohl im Bereich der produktiven Psychose, bei depressiven und manischen Stimmungsauslenkungen, als auch im Bereich der Insuffizienzsymptomatik, wie sie im Apathie-Syndrom zum Ausdruck kommt, Auswirkungen auf kognitive Vorgänge und Handlungsbereitschaften haben. Umgekehrt, so führte Süllwold (1983a) aus, ist bei einer durch kognitive Störungen bedingten, verzerrten Wahrnehmung mit schwer überschaubaren Rückwirkungen auf die Affektlage zu rechnen. Auch Plaum (1978) betonte die Auswirkungen gestörter kognitiver Feinregulation auf die Affektlage. Zweifellos gewann in der Grundlagendiskussion die Frage nach dem Zusammenhang dieser Subsysteme zunehmend an Bedeutung (Klosterkötter 1985; Süllwold 1985). Im etwas weiter zurückliegenden Vorfeld aktueller kognitionspychologischer Modelle der Schizophrenie sind die Arbeiten von Cameron (1938) und Goldstein (1964) zu nennen. Die Vorstellung, daß assoziative Interferenzen für die sog. „over-inclusion" verantwortlich zu machen seien, führte zu der späteren Differenzierung der bekannten Konzeptionen, die auf Reizinterferenz bzw. Filterstörungen zum einen (Broadbent 1958; Payne et al. 1959) oder Response-Interferenz (Broen und Storms 1967) zum anderen rekurrierten. Im weiteren wurden im Rahmen experimentalpsychologischer Ansätze bestimmte kritische Bedingungen gefunden, die Leistungsdefizite von Schizophrenen deutlicher hervortreten ließen. Zum einen waren dies Experimente, die den Einfluß der Vorintervalldauer untersuchten. Unter Vorintervalldauer wird ein experimenteller Parameter verstanden, der die Vorlaufzeit eines Warnreizes hinsichtlich eines Zielreizes, der die Reaktion auslösen soll, definiert. Führend ist hier die Hypothese, daß bei Schizophrenen eine Störung der Fähigkeit vorliege, die Aufmerksamkeit aufrechtzuerhalten (Shakow 1962). Zum anderen waren dies Experimente mit crossmodaler Reizanordnung bzw. sensorischem Modalitätenwechsel der beschriebenen experimentellen Anordnung. Die so gewonnenen Ergebnisse sprachen eher dafür, daß eine Fixierung einer einmal eingenommenen Aufmerksamkeitshaltung bzw. eine Hemmung gegenüber einer erforderlichen Veränderung gegeben sei. Während Shakow (1962) die leichte Ablenkbarkeit der Schizophrenen durch Störreize unter Berufung auf die Untersuchungen mit unterschiedlicher Vorintervalldauer hervorhob, entwickelte Zubin unter Beiziehung der Experimente mit crossmodaler Reizung (1975) ein Modell, das die Erschwerung der Umstellungsfähigkeit einmal eingenommener Aufmerksamkeitshaltungen in den Mittelpunkt stellte.

Doch wohl auch als Folge des zur Verfügung stehenden experimentalpsychologischen Methodenangebotes dominierten somit kognitionspsychologische Ansätze bei weitem, obwohl es klinisch genauso nahegelegen hätte, den Stellenwert der Affektivität präziser zu bestimmen. Zugänglich war methodisch am ehesten die deskriptive Erfassung der affektiven Defizienzsymptomatik, die im Konzept von Andreasen (1982a,b) und Crow (1982) ebenso berücksichtigt wurde wie in den Vorstellungen von Huber (Gross et al. 1987). So wurden im Konzept der Basissymptome neuerdings dynamische Defizienzen mit direkter und indirekter Minussymptomatik unterschieden und diese gegenüber den kognitiven Symptomen abgegrenzt. Problematisch blieben diejenigen affektiven Modulationen mit manischer bzw. depressiver Antriebsstimmungsverschiebung, die über die akuten Verlaufsabschnitte hinaus den Gesamtverlauf in wechselnder Stärke prägten. Huber erwähnte sie bereits unter den Symptomen des reinen und gemischten Residuums im Sinne einer „Neigung zu subdepressiven und/oder hypomanischen Verstimmungen" (Huber 1979). In der nachfolgend aufgestellten Typologie der Basisstörungen fand die produktive Affektivität bzw. die affektive Plussymptomatik jedoch keine gesonderte Berücksichtigung. So blieb die Beziehung manischer und depressiver Antriebs-Stimmungs-Verschiebungen zu den Basissymptomen offen.

Zu bedenken ist, daß rein kognitionspsychologisch aufgebaute Modelle der Schizophrenie, anzuführen sind hier das Diathese-Streßmodell (Rosenthal 1970), das Vulnerabilitäts-Streßmodell (Zubin und Spring 1977; Nuechterlein und Dawson 1984) sowie das perzeptiv-kognitiv-soziale Modell von Brenner (1986), nur dann befriedigen könnten, wenn man davon überzeugt wäre, daß die affektiven Störungen sowohl in ihren produktiven wie in ihren defizienten Komponenten sekundär aus den kognitiven Störungen ableitbar sind. Dagegen bot Ciompi (1982) in seinem Entwurf zur Affektlogik mit dem Konstrukt affektiv-kognitiver Bezugssysteme Denkmöglichkeiten zur Lösung zentraler Fragen, die durch die affektiv-kognitive Dichotomie aufgeworfen werden.

Zusammenfassend darf festgehalten werden, daß es nicht zuletzt aufgrund der Problemstellungen und Lösungsansätze, wie sie sich historisch herausgebildet und klinisch in der Praxis Bestand gehabt haben, sinnvoll und notwendig ist, von einer Unterscheidung affektiver und kognitiver Störungen auszugehen. Verlagert man das Problem nicht von vorneherein auf eine Grundstörung, als einem gemeinsamen Nenner beider Störungskomponenten, so wird es zur vordringlichen empirischen Aufgabe, die Beziehung dieser Komponenten zueinander zu berücksichtigen und präziser zu bestimmen.


## 3.3 Erlebnis- und Verhaltensstörungen in der Selbst-und Fremdbeurteilung

Die zentrale klinische Bedeutung der Erlebnissymptome wurde spätestens seit Bleulers epochalem Werk (1911) zunehmend anerkannt. Allerdings wurde im Gefolge einer immer differenzierteren Erfassung subjektiver Feinsymptome, insbesondere in der kognitionspsychologischen angloamerikanischen Tradition (Chapmann 1966; Freedman 1974), deren Schizophrenie-Spezifität immer fragwürdiger. Auch Huber (1966, 1983) betonte die Unspezifität der im Selbsterleben erfaßten Basissymptome. Diese waren als „subjektiv erlebte Primärerfahrungen" von zentraler theoretischer Bedeutung, da sie, als „defizitäre Störung von Beschwerde- und Beeinträchtigungscharakter", die Basis der komplexen, psychotischen Endsymptome darstellen sollten. Die von Süllwold (1977) unter Einbeziehung von Anregungen aus der kognitivistischen Strömung (Chapman 1963, 1966) beschriebenen Basisstörungen betrafen in der Selbstbeurteilung erfaßte, vorwiegend dem kognitiven Bereich zuzuordnende Störungen. Von Huber wie von Süllwold wurden die im Subjektiven bleibenden, primären Symptombildungen trotz ihrer Unspezifität theoretisch für wesentlicher gehalten als Verhaltenssymptome, die oft sekundäre Kompensations- und Bewältigungsversuche darstellten. Die subjektiven Störungen sollten nach der Vorstellung von Süllwold die durch Verhaltensbeobachtungen gewonnenen Phänomene womöglich erklären und zu einem besseren Verständnis des Verhaltens führen (Süllwold 1981). Das Konzept der subjektiven Feinsymptome erhielt in der Folge zusätzliche Bedeutung dadurch, daß es zu dem Vulnerabilitäts-Streßmodell (Zubin und Spring 1977) und zu therapeutischen Konzepten wie demjenigen von Böker und Brenner (1983) gut korrespondierte. Trotzdem mußte es auf unterschiedlichen Ebenen Kritik herausfordern. Zum einen ging es um die Art der Erfassung der Erlebnisstörungen. Als Erfassungsinstrument hatte sich ein Selbstbeurteilungsinstrument, der Frankfurter Beschwerde-Fragebogen (Süllwold 1977), etabliert. Hierbei fehlte jedoch hinsichtlich der von Huber in den Mittelpunkt gestellten phänomenologischen Methode die von Jaspers geforderte Erfassung und Bewertung durch den Beurteiler, welche erst das vom Patienten geschilderte Erleben zum Phänomen erheben. Ein anderer Einwand bestand darin, daß auch hinsichtlich der Defizienzsymptome die Suche nach dem in ihnen enthaltenen Spezifischen nicht aufgegeben werden dürfe, wobei dieses viel eher in präzise operationalisierten, fremdbeurteilten Verhaltenssymptomen zu erwarten sei. Ein solches Konzept, das sich auf Verhaltenskriterien mittels speziell entwickelter Instrumente stützt, erhielt seine Ausformung bekanntlich durch Andreasen (1982) und Crow (1982). So schroff der methodische Kontrast zunächst erscheinen mag, so ergeben sich doch inhaltlich in weiten Bereichen viele Übereinstimmungen mit den Erlebnissymptomen (Köhler und Sauer 1984). Von Bedeutung wird somit die Frage, in welchem Verhältnis Erlebnis- und Verhaltenssymptome einerseits und selbst- und fremdbeurteilte Störungen andererseits zueinander stehen.

## 3.4 Stadienmodelle und Kontinuummodelle

Bereits historisch waren unter dem Gesichtspunkt einer verlaufsbezogenen Ordnung hinsichtlich der sich erheblich wandelnden Symptomatik zwei grundsätzlich mögliche Lösungsansätze versucht worden. Griesinger (1845) hatte die qualitativen Unterschiede von affektiv bewegten, primären Seelenstörungen und sekundären Schwächezuständen betont. Diese Auffassung entsprach mit der impliziten kategorialen Unterscheidung einem Stadienkonzept. Im Gegensatz dazu wurde in der Sichtweise Kraepelins (1899) die Kontinuität bestimmter Symptomkomponenten und damit die Zusammengehörigkeit im Verlauf hervorgehoben. Bei Bleuler

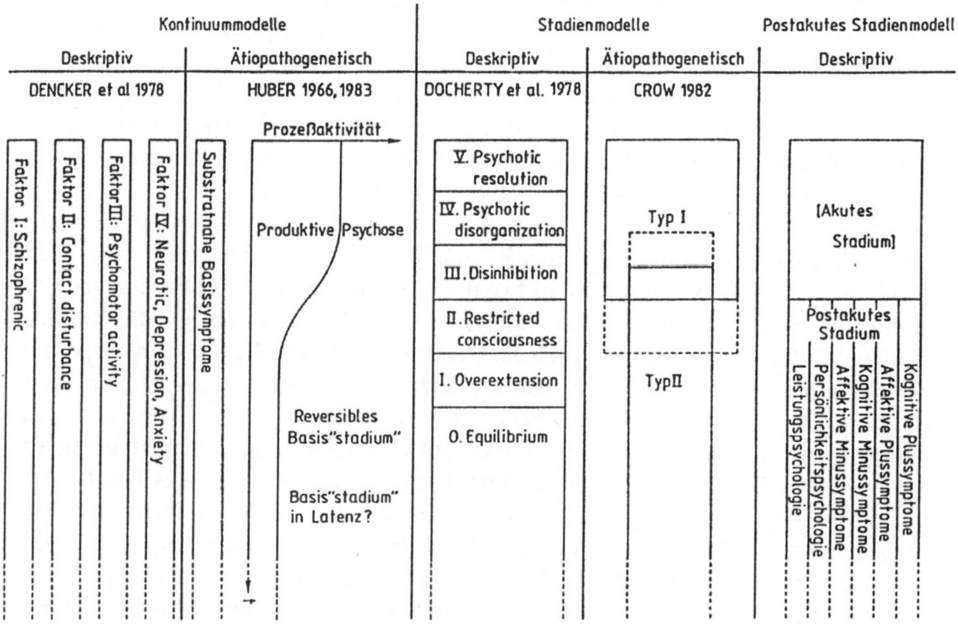

**Abb. 1.** Synopsis paradigmatischer Modelltypen der Schizophrenie und des postakuten Stadienmodells

(1911) war die nosologische Kontinuität in den obligatorischen Grundsymptomen repräsentiert und begründet.

In den neueren Kontinuum-Modellen werden vorwiegend faktorenanalytische Methoden als Beleg herangezogen (Abb. 1). Die klassischen Untersuchungen, die mittels des AMDP-Systems unternommen wurden, faßten Baumann und Stieglitz (1983) zusammen. Ihre Befunde, die an diagnostisch heterogenen Stichproben gewonnen wurden, haben jedoch für ein spezielles Schizophreniemodell nur begrenzten Wert. In einer Nachuntersuchung von Gebhardt et al. (1983) ließ sich für ein heterogenes schizophrenes Kollektiv ein paranoid-halluzinatorisches, ein Hostilitäts- sowie ein Apathiesyndrom faktorenanalytisch belegen. Von besonderer Bedeutung sind im vorgegebenen Zusammenhang jedoch repetitive Faktorenanalysen, mittels derer die im Verlauf der Schizophrenie durchgängig vorhandenen Faktoren zu belegen waren. Overall et al. (1961) konnten bei 120 chronisch schizophrenen Patienten bei zweimaliger Nachuntersuchung nach drei und sechs Monaten sechs unabhängige Änderungsfaktoren als „Basisdimensionen" belegen. Hierzu gehörten Psychotizismus, Paranoidität, Schuld-Konversion, Hemmung, Depression und Angst-Spannung. Astrachan et al. (1974) eruierten bei Nachuntersuchungen nach zwei und drei Jahren ein Ensemble von fünf Faktoren, das – allerdings nur sehr bedingt mit der Untersuchung von Overall et al. vergleichbar – ebenfalls einen sog. Schizophrenie-Faktor mit vorwiegend Paranoiditäts-Items sowie Zerfahrenheit, einen weiteren mit halluzinatorischen Phänomenen und Wahn, einen Faktor mit Hemmungssymptomatik sowie einen Faktor mit bizarren, insbesondere katatonen Ausdruckssymptomen und einen sog. Neurotizitäts-Faktor enthielt. In der Studie von Dencker et al. (1978) ergab sich in einem 3-Jahresverlauf eine 4-Faktorenstruktur, die u.a. einen Schizophrenie-Faktor enthielt, der mit demjenigen von Astrachan vergleichbar war. Die Studie von Wittenborn (1977) enthielt zusätzlich einen „Hypomanie"-Faktor. Ziemlich konstant waren somit bei den repetitiven Untersuchungen drei Dimensionen nachzuweisen, eine Psychose-Dimension, die Erregung und Paranoidität enthielt, eine Hemmungsdimension (Retardation) sowie eine weitere affektive Dimension, die Dysphorie, Angst und Depressivität umfaßte. Krüger (1985) konnte im 5-Jahresverlauf in sieben konsekutiven Verlaufsuntersuchungen eine 3-Faktorenlösung mit Positivsymptomen, Negativsymptomen und einem zusätzlichen affektiven Faktor, dem sog. Dysphoriefaktor, belegen. Somit kristallisierte sich in den Verlaufsstudien doch ein Kern von Symptomkomponenten heraus: produktive Symptomatik, Insuffizienzsymptomatik und eine zusätzliche affektive Komponente, möglicherweise Repräsentant produktiver Affektivität.

Durch diese erwähnten Ansätze können allerdings gegensätzliche Überlegungen, die dahin gehen, daß kategoriale Grenzen im Verlauf und somit Stadien vorliegen, keineswegs entkräftet werden. Exemplarisch seien die Modelle von Kayton et al. (1976), Sachar et al. (1970) und Docherty et al. (1978) erwähnt (Abb. 1). Die unterschiedlichen Konzepte weisen insofern eine gewisse Übereinstimmung auf, als ein akutes Stadium durchwegs zu einem Stadium der postpsychotischen Regression (Kayton et al. 1976), der anaklitischen Depression (Sachar et al. 1970) oder einer Einengung (Docherty et al. 1978) in Kontrast gesetzt wird. Diese Modelle bilden, da sie sich stark an der klinisch-praktisch relevanten Leitidee der Restitution orientieren, eine Herausforderung für weitere Überlegungen. So unterschieden Strauss et al. (1985, 1987, 1989) im Rahmen des Restitutionsvorganges identifizierbare Phasen, nämlich Moratorien, Wendepunkte und hohe Plateaus, die im Kern früheren Vorstellungen von Mauz (1930) über die Regelhaftigkeiten des „frischen Prozeßnachstadiums" erstaunlich nahekommen. Zu betonen ist, daß in vorwiegend ätiopathogenetisch orientierten Modellen, so etwa bei Crow (1985), nicht selten auf Stadien- oder Phasenaspekte der Genese Bezug genommen wird. Genannt werden kann hier auch das Phasenmodell von Ciompi (1989), in dem drei Phasen, die prämorbide Entwicklung (Phase I), die akute Psychose (Phase II) und der Residualzustand (Phase III) unterschieden werden. Vor allem sollte die grundsätzliche Frage beachtet werden, ob der gesamte Schizophrenieverlauf als Kontinuum betrachtet werden darf oder ob nicht in der Tat kategoriale Grenzen berücksichtigt werden müssen. Von maßgeblicher Bedeutung für eine Entscheidung hierüber sind klinische und theoretische Argumente, die im folgenden aufgegriffen werden sollen.

# 4 Das postakute Stadium als Forschungsgegenstand

## 4.1 Konsequenzen aus der Exposition historischer und aktueller Problemstellungen für die Definition eines postakuten Stadiums

Die historischen wie aktuellen Fragen der Schizophrenielehre gestalteten und polarisierten sich immer erneut innerhalb des Rahmens der geschilderten Dichotomien von produktiver versus Insuffizienzsymptomatik, kognitiven versus affektiven Störungen, Erlebnis- versus Verhaltensdeviationen und den verlaufsbezogenen Aspekten von Stadien- bzw. Kontinuum-Modellen. Je extremer die in eine Untersuchung einbezogenen Patientenkollektive oder Verlaufsabschnitte in psychopathologischer Beziehung waren, desto überzeugender erschienen solche Vereinfachungen. Sie wurden um so problematischer, je eher die einbezogenen Verlaufsabschnitte dem Übergangsbereich zwischen Akuität und fraglicher Chronifizierung zuzuordnen waren. Gerade in diesen Verlaufsabschnitten werden in der Tat die Fragen des Zusammenhangs von produktiven und Insuffizienz-Symptomen, kognitiven und affektiven Störungen sowie ihre Widerspiegelung in Erlebnis- und Verhaltenssymptomen der Selbst- und Fremdbeurteilung – im Sinne einer Integration der Dichotomien (Ciompi 1986) – mit besonderer Dringlichkeit aufgeworfen. Bezüglich dieser Fragen liegen eine Reihe von Querschnittsuntersuchungen vor (Süllwold 1983b; Pogue-Geile und Harrow 1985), die allerdings zumeist mit dem Nachteil behaftet sind, daß eine klare Definition des untersuchten Verlaufsabschnittes fehlt, was zu diskrepanten Ergebnissen führen mußte, worauf schon früher Plaum hinwies (1975). Dieses Problem sollte in der vorliegenden Studie durch die Einbeziehung eines klinisch und kriterial nachvollziehbar definierten Verlaufsbereiches angegangen werden. Eine grundlegende Voraussetzung hierfür erschien uns dabei der Rekurs auf einen theoretisch und psychopathologisch möglichst klaren Bezugsrahmen.

Die Konzentration auf ein Stadium des Übergangs, das im Schizophrenieverlauf gleichsam zwischen den zeitlichen und symptomatologischen Extrembereichen anzusiedeln ist, erschien im Blick auf praktische Gesichtspunkte besonders naheliegend. Die Beherrschung eines wesentlichen Teils initialer Akutsymptomatik unter konsequentem Einsatz neuroleptischer Medikamente ist unbestritten. Nicht zuletzt aus diesem Grund ist die eng an biologische Prämissen anknüpfende Theoriebildung für diesen Bereich übersichtlicher. Hierzu kontrastiert trotz der oft völlig undramatischen Oberflächensymptomatik das von den strukturellen, situativen und dynamischen Voraussetzungen her im Grunde komplexere Geschehen nachfolgender Stadien. Therapieansätze, die mehrere Ebenen biologischer, psychologischer und psychopathologischer Art berücksichtigen, sind hier von besonderer Bedeutung. Nicht zuletzt galt unser Interesse diesem Bereich, weil bereits hier die Sekundärprävention bzw. die Rückfallprophylaxe einzusetzen hat. Grundsätzlich darf dabei davon ausgegangen werden, daß je besser und genauer die Charakteristika und die Vielschichtigkeit der Störungen erkannt werden, desto angemessener auch die unterstützenden Maßnahmen sein können (Süllwold 1983a). Als Konsequenz ergibt sich hieraus primär die Forderung nach einer Vertiefung der empirischen Kenntnisse hinsichtlich eines noch näher zu bestimmenden, postakuten Verlaufsabschnittes.

Die Schwierigkeit einer umfassenden Konzeptionalisierung der Schizophrenielehre angesichts der komplexen, im Verlauf heterogenen Symptomatik und Syndromatik in eins mit der Unzufriedenheit über die Validität der klassischen Subtypen führte in der Vergangenheit zu den bekannten Versuchen anhand biologischer Parameter einen klinischen Bezugsrahmen zu gewinnen. In diesem Zusammenhang erweckte regelmäßig jede methodische Neuerung Hoffnungen auf weitergehende nosologische Fundierung und Differenzierung (Andreasen 1987). Demgegenüber hält der vorliegende Ansatz am Primat der klinisch-psychopathologischen Argumentationsbasis fest, ohne sich der Berücksichtigung vorliegender Erkenntnisse über biologische Bedingungszusammenhänge zu verschließen (Kick 1981c). Auf die Notwendigkeit der Erfassung von Verlaufsprofilen zur Erkennung struktureller und verlaufsbezogener Regelhaftigkeiten hat schon früh Helmchen (1968) und im Blick auf eine differenzierte Betrachtung von Einzelkomponenten Häfner (1982) hingewiesen. Dies setzt jedoch die Erfassung von Patientendaten in vergleichbaren Verlaufsabschnitten voraus. Von diesem Gesichtspunkt der praktischen Operationalisierbarkeit aus gesehen, hätte es zunächst nahegelegen, die Dichotomie von produktiven versus Insuffizienz-Symptomen heranzuziehen. Nun ist jedoch offensichtlich, daß die Kontrastierung von „produktiven" und Insuffizienz-Symptomen für eine Stadieneinteilung nicht überzeugt, diese viel eher in Frage stellt. Gegen eine Stadieneinteilung auf der Basis der Dichotomie von sog. produktiven und Insuffizienz-Symptomen spricht vor allem, daß es zweifelsfrei nicht-akute Verlaufsabschnitte der Schizophrenie gibt, zu denken ist insbesondere an chronische Halluzinosen, in denen Wahn und halluzinatorische Phänomene auftreten. Gerade darin besteht auch ein entscheidender Einwand, der gegen die Typologie von Crow (1982) geltend gemacht werden mußte. Eine Operationalisierung eines Stadiums auf der Basis produktiver Symptome, als Typ I der Schizophrenie, enthält völlig heterogene Zustände, zum einen solche, deren produktive Symptomatik auf Neuroleptika anspricht und solche, die darauf keine Reaktion mehr zeigen. Ähnliches gilt, diese Auffassung vertreten auch Gross und Huber (1985), für den durch Negativsymptome gekennzeichneten Typus II von Crow, der sich vermutlich aus einem heterogenen Symptomenkomplex teils reversibler, teils irreversibler, teils noch akuter, teils bereits chronischer Insuffizienzsyndrome zusammensetzt. Grundsätzliche Bedenken gehen dahin, daß der mit dem Konzept positiver versus negativer Symptome verbundene Ansatz der Vielschichtigkeit schizophrener Erkrankungen nicht gerecht wird: Geht man nämlich davon aus, daß schizophrene Symptome –

zustandsbildlich und insofern isoliert betrachtet – hinsichtlich der hinter ihnen stehenden Akuität bzw. Chronizität mehrdeutig sind, so wird die noch so differenzierte, immer erneut variierende psychopathologische Dichotomisierung auf dieser Basis grundsätzlich zu keiner befriedigenden Validierung an Verlaufs- bzw. sonstigen biologischen oder anderen Außenkriterien führen können (vgl. Andreasen 1985; Sommers 1985; Lewine 1985; Goldberg 1985; Carpenter jr. et al. 1985). Diese Zweifel begründen hinreichend, daß in der hier vorliegenden Untersuchung von einer diesbezüglichen Stadieneinteilung Abstand genommen wurde.

In den neueren Schizophreniekonzepten wird eine verlaufsbezogene Einteilung auf der Basis der Dichotomie affektiver versus kognitiver Störungen nicht mehr ernsthaft diskutiert, wie dies beispielsweise historisch bei Griesinger gegeben war. Vielmehr besteht weitgehend Übereinstimmung, daß beide Störungsformen, wenn auch mit wahrscheinlich unterschiedlicher Akzentuierung, in allen Verlaufsabschnitten vorkommen. Allerdings dominierte im Basisstörungskonzept von Süllwold (1977) und zunächst auch im Konzept der Basisstadien von Huber (1966; Klosterkötter 1982) der kognitive Aspekt als die psychopathologisch jedenfalls grundlegendere bzw. basale Dimension. In der neuesten Katalogisierung der Basissymptome (Gross et al. 1987) sind sowohl kognitive wie affektive Störungskomponenten aufgeführt. Die Dichotomie kognitiver versus affektiver Symptome, die somit auch in dem Konzept von Huber erhalten geblieben ist, spiegelt sich theoretisch in der Dichotomie kognitiver versus dynamischer Störungen wider. Beide Komponenten können sowohl als Ausdruck produktiver bzw. akuter wie defizitärer, chronisch reversibler oder irreversibler Symptomatologie in Erscheinung treten. Mit kognitiven und affektiven Störungen ist jedenfalls, in zwar unterschiedlicher Ausprägung und Akzentuierung, während des gesamten Verlaufs zu rechnen, was bedeutet, daß von diesem Ansatz her ebenfalls offen bleiben muß, wo die gesuchten grundlegenden verlaufsbezogenen Grenzen liegen.

In einem ersten Schritt, der für das weitere empirische Vorgehen von zentraler Bedeutung ist, soll nach einer theoretisch begründbaren Zäsur, die akute von postakuten Verlaufsabschnitten der Schizophrenie trennt, gefragt werden. Gerade dieser Schritt unterscheidet den vorliegenden Versuch zumal von den Studien, die sich primär an Aufnahme- oder Entlassungszeitpunkten orientieren, die von schwer zu überschauenden Bedingungen abhängen. Es ist demnach vorab zu klären, wo innerhalb des Verlaufsbereichs „produktiver" Symptomatik diese Grenze gelegen und wie dies erkennbar sei, eine Grenze, die akute von postakuten Verlaufsabschnitten trennt. Für diese Zäsur wird als nächstes zu prüfen sein, ob die Voraussetzungen für eine befriedigende Operationalisierung vorliegen.

Für die weiteren Überlegungen sind strukturdynamische Argumente ausschlaggebend, die dafür sprechen, daß die dynamische Entgleisung vom Typus der Unstetigkeit (Janzarik 1959, 1968, 1981) theoretisch als ein entscheidendes Kriterium für das Vorliegen einer akuten Psychose zu gelten hat. Hinsichtlich der begrifflichen Grundlagen und der strukturdynamischen Argumente im einzelnen darf auf den Abschnitt 13.1 verwiesen werden. Einer Akuität in diesem Sinne sind jedenfalls solche produktiven Symptome zuzuordnen, die von raschem zeitlichen Wechsel geprägt und durch imaginative Überflutung gedanklich abstrakter wie bildhafter Bestände sowie durch eine impressive Entzügelung der Wahrnehmung charakterisiert sind. Klinisch-psychopathologisch sind dies solche Syndrome, bei denen Wahnstimmung und rasch wechselnde, von angsthaft-mißtrauischer Affektivität unterlegte Wahnwahrnehmungen sowie paranoide und halluzinatorische Neuproduktionen dominieren. Bei spontan oder unter dem Einfluß antipsychotischer Medikamente eingetretener Stereotypisierung von Wahn und halluzinatorischen Phänomenen sowie bei Fehlen einer affektiven Unterlegung der paranoiden Erlebnisse kann das Vorliegen einer dynamischen Entgleisung und damit einer akuten Psychose nicht mehr angenommen werden.

Als postakutes Stadium soll im folgenden derjenige Verlaufsabschnitt gefaßt werden, welcher mit dem spontanen oder medikamentös induzierten Rückgang der dynamischen Entgleisung einsetzt. Da kurzfristige, nur wenige Tage dauernde Verbesserungen nicht als einigermaßen sicherer Hinweis auf eine verläßliche Stabilisierung und damit den Beginn des postakuten Stadiums zu werten sind, wurde ein zeitliches Kriterium der Konsolidierung von zwei Wochen festgelegt. Die operationale Definition des postakuten Stadiums setzt sich somit wie folgt zusammen: Das postakute Stadium beginnt entweder 1. nachdem produktive Symptome wie Wahnstimmung, Wahn und Halluzinationen für die Dauer von zwei Wochen zurückgegangen sind oder 2. nachdem sowohl a) eine Stereotypisierung von Wahn und halluzinatorischen Phänomenen für die Dauer von mindestens zwei Wochen eingetreten ist, d.h. keine Neuproduktionen von Erlebnissen, basierend auf Wahn und Halluzinationen, mehr nachweisbar sind und b) Wahn und Halluzinationen nicht von affektiver Bewegung getragen sind.

Die optimale Beendigung der postakuten Phase besteht in der vollständigen Restitution, d.h. dem vollständigen Rückgang der klinisch relevanten Symptomatik. Von einer Beendigung des postakuten Stadiums sollte jedoch auch dann gesprochen werden, wenn ein Rezidiv erfolgt und ferner beim Übergang in ein irreversibles Stadium. Da für das Vorliegen von Irreversibilität psychopathologische und sonstige überzeugende klinische Kriterien bislang fehlen – ganz abgesehen davon, daß das Vorkommen definitiver, i. S. von prinzipieller Irreversibilität ohnehin umstritten ist – mußte ein zeitliches Kriterium eingeführt werden. Hierbei wurde berücksichtigt, daß ein großer Teil der klinisch als wesentlich angesehenen Symptomatik postakut exponentiell abfällt (Carr 1983). Der Beobachtungszeitraum sollte trotzdem nicht zu kurz gefaßt werden. Keinesfalls sollte das Ende der Beobachtung in den steil abfallenden, dagegen möglichst in den flacher werdenden, asymptotischen Teil der durchschnittlichen Verlaufskurve klinisch führender Symptomatik fallen. Hierfür erwies sich eine 6monatige Verlaufsbeobachtung aufgrund eigener Vorstudien und in Übereinstimmung mit den nicht sehr zahlreichen, den Kurzstreckenverlauf betreffenden Angaben im Schrifttum als ausreichend (Goldberg et al. 1967; Wittenborn 1977).

# 4.2 Konzeptionelle Konsequenzen für das postakute Stadium

## 4.2.1 Ordnungsgestalt der klinischen Symptomatologie

Strukturdynamische bzw. theoretische Gründe waren als maßgeblich angeführt worden, die Alternative von Kontinuum- und Stadienmodellen zugunsten eines Stadienmodells zu entscheiden und die Herauslösung eines bestimmten kritischen Verlaufsabschnittes als postakutes Stadium zum Ausgangspunkt weiterer Überlegungen zu machen. Es bleibt nunmehr die Aufgabe, die mit der psychopathologischen und der psychologischen Dichotomie aufgeworfenen konzeptionellen Fragen zu klären bzw. diese in ihrem Verhältnis zueinander zu bestimmen. Bisherige deskriptive Modelle richteten zumeist von vorneherein ihr Interesse lediglich auf psychopathologische Teilaspekte. Je nachdem standen kognitive oder affektive Störungen, produktive oder defiziente Symptome, Selbst- oder Fremdbeurteilung, Persönlichkeitsstruktur oder Leistungspsychologie im Vordergrund. Dabei fehlte die für ein grundlegendes klinisches Verständnis unumgängliche Zusammenschau der Einzelkomponenten (Ciompi 1986). Dies war problematisch aus zwei Gründen: Zum einen mußten weitgehend Informationen darüber vermißt werden, welche Verlaufsstruktur die einzelnen Komponenten in vergleichbaren Abschnitten der Erkrankung zeigten, zum anderen konnten keine Erkenntnisse darüber gewonnen werden, in welchem Verhältnis diese Komponenten zueinander standen. Dies ist deswegen bedauerlich, weil anzunehmen ist, daß gerade im Verhältnis dieser Komponenten zueinander wichtige zusätzliche, psychopathologisch relevante Informationen enthalten sind. Außerdem darf davon ausgegangen werden, daß je besser und genauer unterschiedliche Aspekte der Erkrankung gleichzeitig erfaßt werden, sich um so eher die Chance bietet, unterschiedliche Therapieansätze in aufeinander abgestimmter Weise anzuwenden. In der eigenen Untersuchung wird unter bewußter Umgehung der theoretischen Implikation, die eine Anwendung der Terminologie von Andreasen und Crow oder auch von Huber mit sich brächte und die beide unter Berufung auf E. Bleuler (1911) an der Differenzierung zweier großer Phänomenbereiche, von Grundsymptomen versus akzessorischen Symptomen, von Insuffizienz-Symptomen versus produktiven Symptomen oder von negativen versus positiven Symptomen, festhalten, einschränkend von Plus- bzw. Minussymptomen gesprochen. Dadurch soll signalisiert werden, daß nach Rückgang der dynamischen Entgleisung zwar weiterhin Symptome wie Wahn und Halluzinationen bestehen können, diese jedoch nicht mehr Ausdruck der akuten Psychose sind, sondern bereits dem postakuten Stadium zugehören. Die Klärung sollte in der vorliegenden Studie durch repetitive Untersuchungen mit kurzer Intervalldauer vorangebracht werden. Dabei wurde erwartet, daß Aussagen über die Regelhaftigkeit von Beginn, Rückbildungstendenz oder Persistenz der oben genannten Phänomenbereiche durch eine so angelegte Verlaufsuntersuchung verbessert werden könnten. Für die Erfassung der Minussymptome wurde die SANS-Skala eingesetzt (Andreasen 1983). Die Plussymptomatik wurde auf der Grundlage des AMDP-Systems (1979) ermittelt (Tabelle 4).

**Tabelle 4.** Übersicht zur Ordnungsgestalt der klinischen Symptomatologie und zur Anwendung der Meßinstrumente nach den Kriterien der psychopathologischen und psychologischen Dichotomie. (Erklärung der Abkürzungen: PD-S = Paranoid-Depressivitäts-Skala, v. Zerssen (1976); P = Paranoidität, D = Depressivität; AMDP = AMDP-System: PARHAL = Paranoid-halluzinatorisches Syndrom, PSYORG = Psychoorganisches Syndrom, DEPRES = Depressives Syndrom, MANI = Manisches Syndrom, APA = Apathisches Syndrom; SANS = Scale für the Assessment of negative Syndroms, Andreasen (1983); ALOG = Alogia, ATT IMP = Attentional Impairment, FLATT = Affective Flattening, APAT = Apathy, ANHED = Anhedonia; TLC = Thought, Language and Communication Disorders, Andreasen (1979); FBF = Frankfurter Beschwerdefragebogen, Süllwold (1977)

|  | Plus-Symptome | | Minus-Symptome | |
|---|---|---|---|---|
|  | Selbst-beurteilung | Fremdbeurteilung | Selbst-beurteilung | Fremdbeurteilung |
| Kognitive Störungen | PD-S:P | AMDP: PARHAL | FBF | AMDP: PSYORG SANS: ALOG; ATT IMP; TLC |
| Affektive Störungen | PD-S:D | AMDP: DEPRES MANI | - | AMDP: APA SANS: FLATT; APAT; ANHED |

Die Dichotomie von Erlebnis- versus Verhaltenssymptomen sollte ebenfalls im vorgegebenen Modell des postakuten Stadiums weiter abgeklärt werden. Dies war möglich durch den Vergleich der Befunde der SANS-Skala und des Frankfurter Beschwerde-Fragebogens (FBF: Süllwold 1977). Es wurde erwartet, daß gerade die Aufdeckung von Übereinstimmungen und Diskrepanzen im Verlauf zum besseren Verständnis klinischer Phänomenzusammenhänge beitragen würde. Die methodische Dichotomie von Erlebnis- versus Verhaltenssymptomen war zu ergänzen durch diejenige von Selbst- und Fremdbeurteilung, die bezogen auf die Symptomkategorien der Plussymptome durch die Beiziehung eines Selbstbeurteilungsinstrumentes (PD-S; von Zerssen 1976) zusätzlich zum erwähnten Fremdbeurteilungsinstrument des AMDP-Systems ermöglicht wurde.

Offen ist nunmehr noch die Frage, wie die Dichotomie kognitiver versus affektiver Störungen in die bereits vorgegebenen Ordnungsgesichtspunkte eingebracht werden können. Mit beiden Störungskategorien muß im Gesamtverlauf der Schizophrenie in allerdings wechselnder Stärke und Akzentuierung gerechnet werden. In den vorgelegten Untersuchungen werden daher dem *affektiven* Plus-Symptombereich (manisches Syndrom, depressives Syndrom) die *kognitiven* Wahrnehmungs- und Denkstörungen des Plus-Symptombereiches gegenübergestellt, die dem paranoid-halluzinatorischen Syndrom zugeordnet werden. Auch im Bereich der Minussymptomatik sollten vom affektiven Störungsbereich (Subskalen „Apathie", „affektive Abflachung", „Anhedonie" der SANS-Skala) kognitive Insuffizienz-

symptome abgegrenzt werden (Subskalen „Alogia", „Aufmerksamkeitsstörung"
der SANS-Skala). Diese Unterscheidung wird bereits durch die Subskalen-
bezeichnung der SANS-Skala nahegelegt. Sie findet eine (hypothetische) Entsprechung im „psychoorganischen Faktor" und dem „apathischen Faktor" des AMDP-
Systems. Somit wird davon ausgegangen, daß auch Minussymptomatik bzw. Insuffizienz-Symptomatik entweder als kognitive oder affektive Störung psychometrisch faßbar wird. Damit sind die in den eigenen Überlegungen berücksichtigten
klinischen Komponenten von den instrumentellen Anwendungsbereichen her be-
leuchtet und hinsichtlich ihrer Zuordnung begründet. Die aufgeführten Komponenten sollen die Grundlage für die klinische Ebene des Untersuchungskonzeptes
bilden.

## 4.2.2 Persönlichkeit und Symptomatologie
   im postakuten Schizophrenieverlauf

Seit E. Bleuler (1911) und Kretschmer (1921) gehörte die Frage nach den per-
sönlichkeitsbedingten Prädispositionen schizophrener Erkrankungen zu den zentralen klinischen Themenbereichen, die auch in jüngerer Zeit aufgegriffen wurde
(Mellsop 1973; Mundt 1982; Angst et al. 1983; Möller und von Zerssen 1985).
Fritsch (1976) hat hierzu eine umfassende Übersicht gegeben. Abzutrennen ist
hiervon die Frage, welchen Einfluß prämorbide Strukturbedingungen auf den
tatsächlich eingetretenen Schizophrenieverlauf nehmen (Bleuler 1972; Ciompi und
Müller 1976; Huber et al. 1979) sowie der Aspekt von Konstanz und Wandel
persönlichkeitspsychologisch faßbarer Komponenten im postakuten Verlauf. Die
Beziehung zwischen testpsychologisch erfaßten Persönlichkeitseigenschaften und
Symptomatologie wurde bisher querschnittsbildlich angegangen. Untersuchungen
an akut Schizophrenen mit dem MMPI ergaben ein Profil, das „Charakterstörun-
gen" entsprach (Waniek 1976). Die mittels des Freiburger Persönlichkeitsinventars
(FPI: Fahrenberg et al. 1978), festgestellten Skalenwerte bei schizophrenen Patienten lagen im Normbereich (Waniek und Hampel 1978). Ähnliche Ergebnisse
wurden auch von Grundler (1970) und Steinmeyer (1976) berichtet. Möller und
von Zerssen (1986) stellten dagegen in einer ebenfalls unter Einbeziehung des
Freiburger Persönlichkeitsinventars unternommenen Studie erhöhte Werte in den
Dimensionen Aggressivität, Depressivität, Gehemmtheit, Nervosität und emo-
tionale Labilität bei schizophrenen Patienten nach weitgehend abgeklungener
Symptomatik fest. Weiterführen konnte unseres Erachtens hier nur ein Ansatz, der
darauf zielte, die sich im Verlauf verändernden Persönlichkeitsaspekte und die damit gegebenen strukturellen und dynamischen Voraussetzungen zu erfassen und
zur Symptomatik in Beziehung zu setzen.

In dem hier vorgeschlagenen Ansatz soll demnach versucht werden, eine Ergänzung zur bereits erörterten, klinischen Symptomebene zu entwickeln. Es beruht
dies auf der in Abschnitt 12.1 näher begründeten Auffassung, daß die Symptomatologie von strukturellen und dynamischen Voraussetzungen her konstelliert wird,
die wahrnehmungspsychologisch zu erfassen sind. Wahrnehmungspsychologische
Gesichtspunkte sprechen weiter dafür, daß das Rorschach-Verfahren Rückschlüsse

auf eben diese zugrundeliegenden strukturellen und dynamischen Verfassungen erlaubt. Daher wurde dieses Verfahren in jenen Teilaspekten – herangezogen wurde insbesondere der Erlebnistypus – eingesetzt, die aufgrund bereits vorliegender Befunde den Kriterien verläßlicher Operationalisierbarkeit am ehesten genügten.

### 4.2.3 Leistungspsychologische Aspekte im postakuten Schizophrenieverlauf

Leistungspsychologische Variablen und ihre Beziehung zu psychopathologischen Erfassungsgrößen sind unter unterschiedlichen theoretischen und praktischen Gesichtspunkten untersucht worden. Umstritten ist, wie groß der Zusammenhang affektiver und kognitiver Symptomausprägungen mit bestimmten Leistungsstörungen ist. Diese Zusammenhänge wurden zum einen stadienbezogen, so etwa durch den Vergleich von Basisstadien und irreversiblen Residuen, oder ausgehend von bestimmten Symptom- bzw. Syndromausprägungen, so von affektiver Verflachung oder Paranoidität, untersucht. Es konnte u.a. festgestellt werden, daß Verbal- und Handlungsteil des HAWIE infolge eines Absinkens der Testwerte im Handlungsteil um so mehr differiert, je deutlicher die Ausprägung des Residuums ist (Hasse-Sander et al. 1971; Fieguth und Goncalves 1977; Witter 1960). Zwischen Basisstadien im Sinne von Huber sowie reinen (irreversiblen) Residuen konnten zwar hinsichtlich leistungspsychologischer Defizite keine signifikanten Gruppenunterschiede festgestellt werden; in beiden Gruppen lag jedoch in gleicher Weise eine signifikante Differenz zwischen Verbal- und Handlungsteil vor (Hasse-Sander et al. 1982). Im übrigen konvergieren die der Literatur zu entnehmenden Ergebnisse weitgehend darin, daß eine enge Korrelation psychopathologisch feststellbarer kognitiver Störungen mit einer Verschlechterung von leistungspsychologischen Variablen vorliegt. Kompliziert werden die Verhältnisse allerdings dadurch, daß sich leistungspsychologischer und psychopathologischer Befund in unterschiedlichen Stadien der Erkrankung verschieden zueinander verhalten. So konnte u.a. festgestellt werden, daß die Korrelation zwischen objektiven und erlebten kognitiven Störungen in Frühstadien des Residuums enger ist als in Spätstadien (Hasse-Sander et al. 1982). Die symptomatologische Fragestellung wird ergänzt durch die syndromatologische, der Hartwich (1980) nachging. Er stellte im Gegensatz zu Cromwell (1975) und Berkowitz (1981) Unterschiede bezüglich der Leistungsstörungen von paranoiden und nicht-paranoiden Patienten fest.

Zusammenfassend bleibt festzuhalten, daß viele Fragen hinsichtlich des Zusammenhangs leistungspsychologischer Größen mit psychopathologischen Teilaspekten und Zustandsbildern im Verlauf noch ungeklärt sind. Nahe liegt am ehesten die Annahme, daß psychopathologisch zu fassende *kognitive* Störungen mit leistungspsychologischen Defiziten eng korreliert sind. Zur Klärung dieser klinisch bedeutsamen Frage wird im folgenden so vorgegangen, daß leistungspsychologische Komponenten auf einer gesonderten Ebene erfaßt werden. Damit ist die Möglichkeit gegeben, im postakuten Verlauf psychopathologische und leistungspsychologische Befunde, ähnlich wie dies im Rahmen multimethodaler Diagnostik vorgeschlagen wurde (Seidenstücker und Baumann 1978), miteinander in Beziehung zu setzen.

### 4.2.4 Einflußfaktoren auf den postakuten Schizophrenieverlauf

Zahlreiche katamnestische wie prospektive Studien haben den Einfluß prämorbider, persönlichkeitsbezogener und sozialer sowie somatischer und akut-morbusbezogener Variablen auf den Schizophrenieverlauf belegen und bewerten können. Diese Untersuchungen zielten meistens auf den Ausgang mittel- bis langfristiger Verläufe (Bleuler 1972; Ciompi und Müller 1976; Huber et al. 1979; WHO 1979; Möller und von Zerssen 1986). Analysen von Einflußfaktoren bezüglich des Kurzstreckenverlaufes der Schizophrenie fehlen weitgehend. Es mußte daher in den folgenden Überlegungen in erster Linie auf die Ergebnisse von Langzeitstudien Bezug genommen werden. Eine Ausnahme bilden hier die Studien von Schubart et al. (1986) sowie die IPSS-Studie der WHO (1979), die Einflußfaktoren hinsichtlich eines zweijährigen Verlaufs prospektiv untersuchten.

Hinsichtlich des Langzeit- bzw. mittelfristigen Verlaufs sind aufgrund vorliegender Untersuchungen (Tabelle 5) in erster Linie folgende Einflußfaktoren zu berücksichtigen: a) Prämorbide Faktoren und hier neben soziodemographischen, insbesondere prämorbide Persönlichkeitsfaktoren einschließlich der prämorbiden sozialen Anpassung, sodann genetische Faktoren und organische Defizite, schließlich die soziale Situation sowie der Grad der psychosozialen Belastung bei Beginn

**Tabelle 5.** Langzeitverlauf der Schizophrenie: Einflußfaktoren in der Synopse

| | |
|---|---|
| *A. Prämorbide Faktoren:* | |
| 1. Soziodemographische Faktoren | |
|    Geschlecht | (Huber et al. 1979; WHO 1979; Schubert et al. 1986) |
|    Alter bei Ersterkrankung | (Mauz 1930; Masterson 1956; Huber et al. 1979 |
| 2. Persönlichkeitsfaktoren | |
|    Prämorbide Persönlichkeit | (Bleuler 1979; Longabaugh u. Eldred 1973; Mellsop 1973; Ciompi u. Müller 1976; Huber et al. 1979) |
|    Intelligenz | (Ciompi u. Müller 1976; Huber et al. 1979) |
|    Prämorbide soz. Anpassung | (Strauss u. Carpenter 1979; Andreasen 1982; Möller et al. 1984; Mundt 1985) |
| 3. Biologische Faktoren | |
|    Heredität | (Zerbin-Rüdin 1967, 1971) |
|    Somatopathol. Befunde (CT) | (Andreasen 1982; Crow 1982; Mundt 1985) |
| 4. Soziale Situation | (WHO 1979; Möller u. v. Zerssen 1986) |
| 5. Prämorbide psychosoziale Belastung | |
|    Auslösung durch situative Belastung | (Retterstöl 1968; Möller u. v. Zerssen 1986) |
| *B. Krankheitsbezogene Faktoren:* | |
| 1. Dauer der Prodromalphase | (Huber et al. 1979) |
| 2. Akuter Beginn | (Ciompi u. Müller 1976; Huber et al. 1979) |
| 3. Dauer des akuten Stadiums, Dauer der Ersthospitalisation | (Ciompi u. Müller 1976) |
| 4. Symptomatologie (akut), Subtypus | (Huber 1966; Janzarik 1968) |

der Erkrankung. b) Akut-morbusbezogene Einflußfaktoren: Hier konnte insbesondere eine Abhängigkeit von der Dauer der Prodromalphase, der Art des Beginns,
der Dauer der Ersthospitalisation und des initialen Subtypus belegt werden. Zum
Einfluß prämorbider Faktoren ist wichtig, daß verschiedene Autoren (Mauz 1930;
Masterson 1956) eine ungünstige Verlaufstendenz bei Früherkrankungen und
Huber et al. (1979) einen trendmäßig günstigeren Verlauf bei Spätschizoprenien
mit einem Erkrankungsalter über 40 Jahren feststellen konnten. Im Kern eher
bestätigt als widerlegt wurde desweiteren die Auffassung von M. Bleuler (1972), so
von Ciompi und Müller (1976) und von Huber et al. (1979), daß prämorbid psy-
chopathische Persönlichkeiten zur Ausbildung schwerer Residuen neigten. Patienten mit niedriger Intelligenz weisen einen eher ungünstigen Residualverlauf auf.
Eine Reihe beachtenswerter Studien konnte im übrigen belegen (Strauss und
Carpenter 1977; Andreasen 1982a,b; Möller et al. 1984), daß die prämorbide soziale Anpassung für den Verlauf residualer Syndrome von hoher prädiktiver
Bedeutung ist. Die Gewichtung genetischer Faktoren bezüglich des nicht-akuten
residualen Verlaufs ist bis heute kontrovers geblieben. Leonhard (1936), Bleuler
(1972) wie auch Huber et al. (1979) fanden eine geringere Erblichkeit der Verläufe
mit schweren Residualzuständen gegenüber den episodisch verlaufenden Formen.
Bezüglich des Einflusses hirnorganischer Vorschädigungen sind insbesondere
computertomographische Befunde zu berücksichtigen. Nachweisbare kortikale
Atrophien und Ventrikelerweiterungen haben nicht nur, wie die Ergebnisse von
Reveley und Murray (1984) zeigen, Einfluß auf die Manifestationsschwelle der
Schizophrenie, sondern auch, was in diesem Zusammenhang wichtiger ist,
ungünstigen Einfluß auf den Symptom- und Syndromverlauf, wie übereinstimmend
Andreasen (1982a,b); Crow (1982) und Mundt (1985) belegen konnten. Familiäre
Bindung und feste Partnerschaft sind Prädiktoren, die für einen stabileren Verlauf
sprechen (Ciompi und Müller 1976; Möller und v. Zerssen 1986; WHO 1979).
Bemerkenswert ist, daß für situativ ausgelöste Schizophrenien ein besserer Langzeitverlauf zu belegen war (Retterstöl 1968; Möller und v. Zerssen 1986). Zu den
krankheitsbezogenen Einflußfaktoren ist hervorzuheben: Langdauernde Prodrome
und Vorpostensyndrome lassen nach Huber et al. (1979) die Rate der
Vollremissionen gravierend abfallen, während uncharakteristische und charakteristische Residuen zunehmen. Bei akutem Beginn ist die psychopathologische
Langstreckenprognose wesentlich besser als bei chronischem (Ciompi und Müller
1976; Huber et al. 1979). Eine kurze Ersthospitalisation – der oft damit verbundene
Rückschluß auf eine kurze akute Ersterkrankung ist allerdings kontrovers – läßt
einen eher gutartigen Verlauf erwarten. Die Abhängigkeit von initialer Symptomatologie und Subtypus folgt nach den Ergebnissen von Huber et al. (1979) und
Janzarik (1968) im Trend den früher bekannten Regeln: Das Vorliegen von
bestimmten Erstrangssymptomen weist auf einen ungünstigen Verlauf, ein
katatoner Subtypus ist prognostisch hinsichtlich der Ausbildung eines Residuums
weniger gravierend als ein undifferenzierter Subtypus. Bei getrennter Betrachtung
einzelner Syndromkomponenten wird insbesondere der affektiven Unterlegung
prognostische Bedeutung beigemessen (Perris 1974; Kasanin 1933). Depressive
Verstimmungen als Initialsyndrome waren im Bonner Kollektiv verlaufsmäßig

26

signifikant günstiger (Huber et al. 1979). Auch Vaillant (1964) und Lindelius (1970) fanden eine günstigere Langzeitentwicklung beim Vorliegen von depressiven Zügen im Initialbild.

Die genannten Ergebnisse stützen sich im wesentlichen auf univariate und multivariate Subgruppenvergleiche und Korrelationsanalysen in prospektiven und retrospektiven Beobachtungsstudien. Anzumerken ist, daß sich die einzelnen Studien teils erheblich hinsichtlich der Patientenselektion, der Kriteriumsvariablen und der Beobachtungszeit unterscheiden. So bestätigte Einflußfaktoren sind zwar als Prädiktoren, jedoch nicht ohne weiteres als Verursacher anzusehen. Sie können allerdings, zunächst einmal unabhängig von der Kausalitätsfrage durch ihren Anteil erklärter Varianz einen Erwartungwert geben, wobei eine Häufung gleichgerichteter Ergebnisse in unterschiedlichen Studien die Allgemeingültigkeit erhöht und auch für die Generierung ätiologischer Hypothesen anregend ist.

Zusammenfassend darf festgehalten werden, daß eine Reihe von prämorbiden Merkmalen und prodromalen sowie akut-krankheitsbezogenen Charakteristika als Einflußfaktoren des mittel- und langfristigen Verlaufs zu berücksichtigen sind. Diese Faktoren werden, da speziellere Ergebnisse über den Einfluß auf den Kurzstreckenverlauf fehlen, in die weitere Analyse des postakuten Stadiums einbezogen.


## 4.3 Hauptfragestellungen und Untersuchungskonzept

In einem ersten Schritt ist aufgrund theoretischer Überlegungen die Entscheidung zugunsten eines Stadienmodells der Schizophrenie getroffen worden. Daraus ergibt sich die Aufgabe, schizophren Erkrankte in vergleichbaren Verlaufsabschnitten zu erfassen. Argumente und praktisches Vorgehen hierzu sind bereits erörtert worden (s. Abschn. 4.1). Dabei lassen sich im Rahmen des in die eigene Aufgabenstellung einbezogenen postakuten Stadiums drei Bereiche von klinischer Relevanz herausheben, der klinisch-symptomatologische, der persönlichkeitspsychologische und der leistungspsychologische Bereich. In einem nächsten Schritt ist es nunmehr erforderlich, die genannten Ebenen in einen gemeinsamen Entwurf zu integrieren und aufeinander zu beziehen. Der daraus resultierende Untersuchungsplan wird anschließend entwickelt.

*Erstens* interessiert, welche Beziehung die einzelnen Symptombereiche, als Kriteriumsvariablen entsprechend dem Untersuchungsplan, zueinander haben und ob sich diese im Verlauf ändert.

*Zweitens* ist von Bedeutung, den Verlauf der Kriteriumsvariablen während des 6monatigen prospektiven Beobachtungszeitraumes des postakuten Stadiums zu erfassen und darzustellen. Dabei sind die unterschiedlichen Verlaufscharakteristika der klinischen Syndromkomponenten zu klären und zu vergleichen. Dem liegt die aus bisher vorliegenden Ergebnissen zu begründende Überzeugung zugrunde, daß es erforderlich ist, unterschiedliche psychopathologische Dimensionen hinsichtlich ihres Verhaltens im Verlauf getrennt zu berücksichtigen.

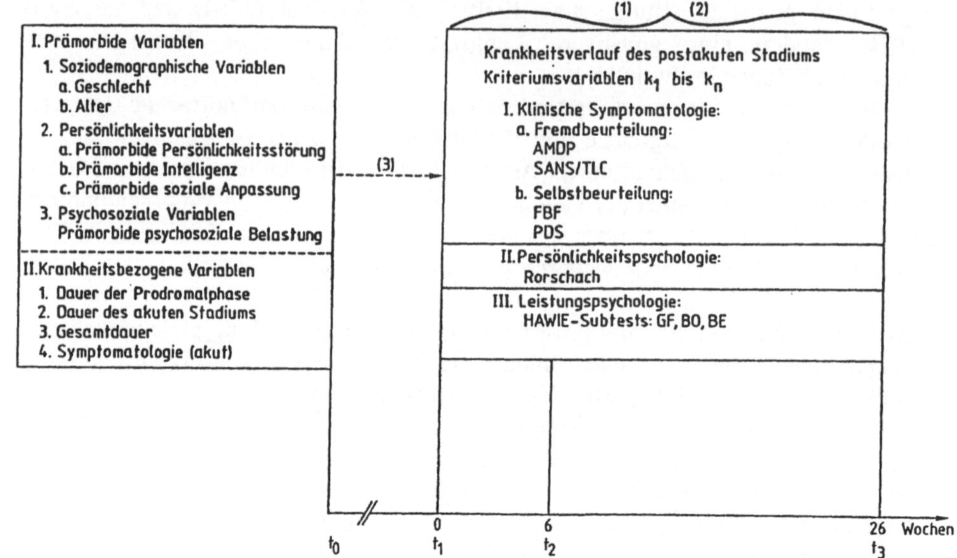

Abb. 2. Übersichtsschema zum Untersuchungsplan. Angeführt sind die unabhängigen und abhängigen Variablen sowie die Hauptfragestellungen: (1) Korrelation der Variablen ($k_1$ bis $k_n$) zu den Zeitpunkten $t_1$ bis $t_3$; (2) Verlauf der Kriteriumsvariablen im postakuten Stadium; (3) Analyse von Einflußfaktoren bezüglich des postakuten Stadiums

Die *dritte* Hauptfragestellung zielt auf die Klärung von Einflußfaktoren bezüglich des postakuten Verlaufes, und zwar getrennt für die einzelnen Symptomdimensionen. Dabei werden die oben dargestellten prämorbiden sowie akut-krankheitsbezogenen Merkmalsbereiche als unabhängige Variablen berücksichtigt. Aus den geschilderten Fragerichtungen ergibt sich der dem Übersichtsschema zu entnehmende Untersuchungsplan (Abb. 2).

Einzugehen ist nunmehr ergänzend auf weitere Aspekte, insbesondere die Beziehung der persönlichkeitspsychologischen und leistungspsychologischen Ebene zum klinisch-symptomatologischen Bereich. Hier werden die Konsequenzen aus den theoretischen Vorüberlegungen in folgender Weise gezogen: Es wurde gefolgert, daß die mittels bestimmter persönlichkeitspsychologischer Verfahren sich ergebenden Befunde Einblick in die dynamischen und strukturellen Voraussetzungen der klinischen Syndrome ermöglichen. Insofern liegt die persönlichkeitspsychologische Ebene der klinischen voraus, d.h. Veränderungen auf der Ebene so erfaßter Dispositionen fungieren als Einflußvariablen bezüglich der klinischen Syndromatik als abhängigen Variablen. Dagegen ist die leistungspsychologische Ebene als abhängiger Variablenbereich der klinischen Symptomatologie nachgeordnet. Es resultiert eine Konstruktbildung mit drei Ebenen, für das weitgehend bewährte, in ihrer Reliabilität zumeist bereits eingehend geprüfte Instrumente herangezogen wurden, ergänzt um das Rorschach-Verfahren. Die Erfassungsinstrumente sind im einzelnen der Abb. 2 zu entnehmen. Sie werden im methodischen Teil ausführlicher dargestellt (Abschn. 5.3).

# 5 Methodik

## 5.1 Epidemiologische Aspekte

Für die vorliegende Studie wäre es zweifellos wünschenswert gewesen, eine möglichst vollständige Erfassung der Neuerkrankten in einem epidemiologisch definierten Areal vorzunehmen. An die hierfür erforderlichen personellen, organisatorischen und finanziellen Vorausetzungen war zu Beginn der Studie nicht zu denken. So mußte auf ein Inanspruchnahmekollektiv von Patienten rekurriert werden, die in die Heidelberger Universitätsklinik aufgenommen wurden. Inanspruchnahmedaten einzelner Einrichtungen müssen hinsichtlich ihrer Generalisierbarkeit grundsätzlich mit Vorsicht gehandhabt werden. Beachtenswert ist andererseits, daß inzwischen hinreichend epidemiologisch aufgearbeitete Daten über Ersterkrankungen und Aufnahmemodi in Heidelberg und dem Rhein-Neckar-Kreis vorliegen (Schubart et al. 1986). Da die Psychiatrische Universitätsklinik Heidelberg überdies, zumindest für ersterkrankte Schizophrene aus dem Stadtgebiet von Heidelberg und den angrenzenden Gemeinden des Rhein-Neckar-Kreises, primär und bevorzugt aufgesucht wird und eine diesbezügliche Aufnahmeselektion aufgrund einer Dienstanweisung der Klinik nicht erfolgt, darf von einer begrenzten Monopolstellung der Einrichtung gegenüber der weiteren psychiatrischen Behandlungsmöglichkeit im Psychiatrischen Landeskrankenhaus Wiesloch ausgegangen werden. Auch die in der Studie von Schubart et al. (1986) erfaßten, relativ geringen Häufigkeiten von ebendort aufgenommenen schizophrenen Ersterkrankten sprechen hierfür. Bezieht man die in 18 Monaten erfaßten 62 Patienten auf den hauptsächlichen Einzugsbereich der Psychiatrischen Universitätsklinik Heidelberg, dem Stadtgebiet von Heidelberg und dem angrenzenden Rhein-Neckar-Kreis mit zusammen ca. 600.000 Einwohnern, so würde sich eine Inzidenzrate von knapp 7 pro 100.000 Einwohner und pro Jahr ergeben. Dies entspräche einem unteren Bereich der von Sartorius et al. (1986) angegebenen Inzidenzraten. Schubart et al. (1986) haben für Mannheim, Heidelberg und den Rhein-Neckar-Kreis eine Inzidenzrate von 10,2 pro 100.000 Einwohner und pro Jahr festgestellt. Naheliegend ist demzufolge, daß ein Teil der Neuerkrankten im Psychiatrischen Landeskrankenhaus Wiesloch stationär aufgenommen worden ist. Dies wird noch wahrscheinlicher dadurch, daß die Differenz der Inzidenzrate etwa der Aufnahmequote von ersterkrankten Patienten, die im PLK Wiesloch aufgenommen wurden, entspricht, wie sie in der Studie von Schubart et al. (1986) tatsächlich festgestellt wurde. Festzuhalten bleibt, daß wahrscheinlich der größere Teil der schizophren Ersterkrankten des Hauptversorgungsareals der Psychiatrischen Universitätsklinik Heidelberg tatsächlich hier sta-

tionär aufgenommen und behandelt wurde. Es fällt allerdings im Vergleich mit der
Studie von Schubart et al. (1986) auf, daß in der eigenen Stichprobe weniger
Jugendliche enthalten sind. Hier ist allerdings ein Moment, das die Repräsentativität einschränkt, zu vermuten. Jugendliche im Alter bis zu 18 Jahren
werden bevorzugt in spezialisierten Abteilungen des Bereiches aufgenommen. Für
darüber hinausgehende Selektionsfaktoren haben wir keinen Anhalt. Zusammenfassend spricht vieles dafür, daß die in die Studie aufgenommenen Patienten trotz
der angesprochenen epidemiologischen Reserven eine Stichprobe neuerkrankter
Schizophrener von brauchbarer Repräsentativität darstellt.


## 5.2 Rekrutierungskriterien

Einbezogen wurden in die Studie konsekutiv alle ersterkrankten schizophrenen Patienten beiderlei Geschlechts unter 45 Jahren – 56 Patienten -, die während eines
Zeitraumes von 18 Monaten zwischen dem 1.6.1983 und dem 30.11.1984 in der
Psychiatrischen Universitätsklinik Heidelberg stationär aufgenommen wurden. Zusätzlich wurden zu Beginn 6 Patienten in die Studie aufgenommen, die den sonstigen Rekrutierungskriterien voll entsprachen, jedoch primär im PLK Wiesloch stationär behandelt wurden. Somit wurden im genannten Zeitraum insgesamt 62 Patienten erfaßt, die die Rekrutierungskriterien erfüllen. Die Quote der primären Ver-
weigerer ist bemerkenswert niedrig (2 Patienten, 3,2%). 7 Patienten konntcn entweder zum Zeitpunkt $t_2$ bzw. $t_3$ nicht untersucht werden (11%). Eine Patientin ver-
starb im Untersuchungszeitraum. Diagnostisches Einschlußkriterium war das Vorliegen einer schizophrenen (295.1–3) oder einer schizophreniformen Störung
(295.40) im Sinne des DSM-III. In die weitere Bearbeitung gingen jedoch tatsächlich nur schizophrene und solche schizophreniformen Störungen ein, die bei der
Rediagnostizierung zur Diagnose einer schizophrenen Störung (295.1–3) über-
wechselten. Unter Ersterkrankung wurde verstanden, daß der Beginn der sog. A-
Symptome im Sinne des DSM-III vom Aufnahmetermin an gerechnet nicht länger
als ein Jahr zurücklag.


## 5.3 Untersuchungsmodus

### 5.3.1 Zeitpunkte der Erhebung

Im Blick auf die von Voruntersuchungen her bekannte Verlaufscharakteristik der
klinischen Symptomatik wurden drei Untersuchungszeitpunkte innerhalb eines 6-
monatigen Verlaufes gewählt und diese so angeordnet, daß ein möglichst hoher
klinischer Informationsgewinn erwartet werden durfte. Sämtliche, unten im einzelnen aufgeführten diagnostischen Verfahren wurden während des postakuten Verlaufs zu den drei Zeitpunkten $t_1$ bis $t_3$ eingesetzt (Abb. 3), und zwar nach Rückgang
der akuten Psychose, beim Beginn des postakuten Stadiums ($t_1$), nach 6 Wochen
($t_2$) und schließlich nach 6 Monaten ($t_3$). Zusätzlich wurde für unten im einzelnen
erläuterte, erweiterte Fragestellungen der mittels des AMDP-Systems dokumen-

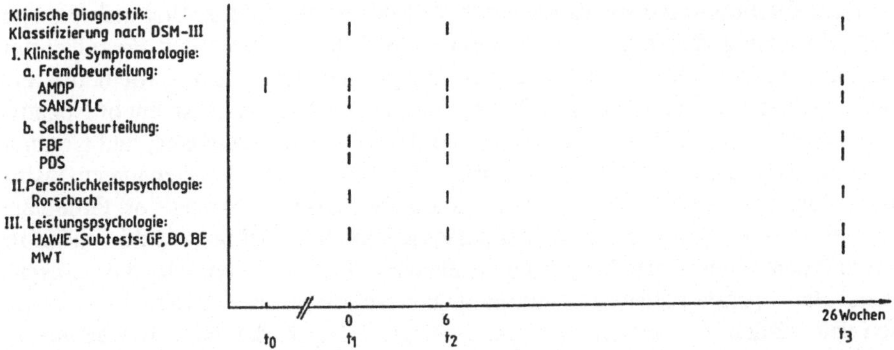



**Abb. 3.** Untersuchungsplan. Aufgeführt sind die zu den Erfassungszeitpunkten $t_0$ bis $t_3$ eingesetzten Untersuchungsverfahren (Erklärung der Abkürzungen im Text): $t_0$ entspricht dem Zeitpunkt der stationären Aufnahme (retrospektive Erfassung), $t_1$ dem Beginn des postakuten Stadiums

tierte Aufnahmebefund der Krankenakte retrospektiv übernommen ($t_0$). Die Untersuchungen zum Zeitpunkt $t_2$ und $t_3$ erfolgten teils noch während der stationären Behandlung, teils nach der Entlassung. Die Patienten waren auf weitere, gegebenenfalls ambulante Einbestellungen vorbereitet. Sie wurden während der Erst- und Zweituntersuchung darauf angesprochen. Bemerkenswert war, daß sich die Patienten häufig zunächst mit einer gewissen Neugierde, dann mit wachsendem Interesse, dem Gesprächsangebot und der Untersuchung zuwandten, die Zweituntersuchung meist eher als Abwechslung denn als Belastung bezeichneten und sich bei der dritten Untersuchung trotz der Mühe der Anfahrt, die sie zum Teil auf sich nehmen mußten, von wenigen Ausnahmen abgesehen, erneut einfanden.

### 5.3.2 Erfassung der klinischen Symptomatik

Den testpsychologischen und strukturierten psychopathologischen Erhebungen vorangestellt war ein ausführliches ärztliches Gespräch. Dieses hatte in erster Linie zum Ziel, eine Vertrauensbasis als Voraussetzung jeder verläßlichen Befunderhebung zu schaffen. In diesem Gespräch wurde des weiteren die Klärung von Vorgeschichte, prämorbider Persönlichkeit, prämorbider sozialer Anpassung und bisherigem Krankheitsverlauf angestrebt. Entsprechende Daten aus den Krankenakten lagen zu diesem Zeitpunkt in aller Regel bereits vor. Da der Beginn der Psychose nie länger als 12 Monate zurücklag, die Patienten sich überdies zum Zeitpunkt der Erstuntersuchung ($t_1$) in einem gegenüber dem akuten Stadium deutlich gebesserten Zustand befanden, waren die Voraussetzungen für die Erhebung zu den angesprochenen Problemfeldern im allgemeinen günstig. Wo nötig wurden bei den Explorationen zum Zeitpunkt $t_2$ bzw. $t_3$ offengebliebene Fragen erneut angesprochen. Zusätzlich wurden zwischenzeitlich eingetretene Änderungen wichtiger Lebensbereiche, insbesondere Wohn- und Arbeitsachse (nach Ciompi), erfaßt.

Dem freien und halbstandardisierten Teil der Exploration schloß sich die spezielle Erhebung des psychopathologischen Befundes mittels der Fremdbeurteilungsinstrumente, dem AMDP-System (Arbeitsgemeinschaft für Methodik und Dokumentation in der Psychiatrie 1979), der „Scale for the Assessment of Negative Symptoms" (SANS: Andreasen 1983) und der „Thought, Language, and Communication Disorders"-Skala (TLC: Andreasen 1979) an. Die letztgenannten Instrumente lagen seinerzeit lediglich in der englischen Originalfassung vor. Grundlage für die Beurteilung waren die aus der persönlichen Untersuchung resultierenden Informationen unter Beiziehung fremdanamnestischer Angaben, wo dies entsprechend den operationalisierten Anwendungsvorschriften der Instrumente erforderlich war. In den Beurteilungszeitraum einbezogen wurde die letzte Woche vor der Untersuchung. Das AMDP-System wurde in der revidierten, 8 Faktoren erster Ordnung enthaltenden Fassung (Baumann und Stieglitz 1983), eingesetzt. Die Merkmale wurden in 3 Stufen quantifizierend erfaßt, wobei Intensität, Dauer und Häufigkeit in die Beurteilung eingingen. Wie im Untersuchungsplan beschrieben, wurde zur weiteren Differenzierung der Minussymptomatik, die im AMDP-System lediglich im Apathie-Faktor repräsentiert ist, die SANS-Skala beigezogen. Die SANS-Skala ist nach den Erfahrungen, die bisher gewonnen werden konnten, zur Beschreibung des Symptomwandels im Verlauf gut geeignet. Sie enthält 5 Subskalen für die Einschätzung von Affektverflachung, Alogie, Apathie, Anhedonie und Aufmerksamkeitsstörung. Die Items erfassen in erster Linie beobachtbares Verhalten. In jeder Subskala ist zusätzlich ein Item enthalten, das die Selbsteinschätzung des Patienten betrifft. Die TLC-Skala von Andreasen ist als Fremdbeurteilungsinstrument zur Erfassung von formalen Denk-, Sprach- und Kommunikationsstörungen konzipiert. Sie enthält 20 Items, aus denen ein Summenscore gebildet wird. Weiterhin eingesetzt wurde der Frankfurter Beschwerdefragebogen in der zum Zeitpunkt des Beginns der Studie lediglich zugänglichen ersten Fassung (Süllwold 1977) sowie die Paranoid-Depressivitäts-Skala (von Zerssen 1976). Der Frankfurter Beschwerdefragebogen (FBF) soll bekanntlich erlebte, vorwiegend kognitive Defizite in der Selbstbeurteilung erfassen. Die Paranoid-Depressivitäts-Skala enthält zusätzlich zu den genannten eine weitere Skala, diejenige der „Krankheitsverleugnung". Nachdem die Patienten die Selbstbeurteilungsfragebögen ausgefüllt hatten, wurde ein Nachgespräch durchgeführt. Bezüglich des FBF wurde stichprobenartig geprüft, ob die Fragen verstanden wurden. Im Zweifelsfall wurden die Fragen gemeinsam durchgegangen, besprochen und wenn möglich einer Beantwortung in der erforderlichen Ja/Nein-Alternative zugeführt. Bei einigen wenigen Patienten war dies aufgrund der Ambitendenz oder anderer Verständigungsschwierigkeiten in einzelnen Items nicht möglich. Insgesamt ergab sich jedoch ein differenzierter explorativer Zugang zum Selbsterleben, auf den die Patienten zum Teil in überraschend positiver Weise reagierten. Häufig wirkte die Erfassung der Störung gleichsam als Verständigungsbrücke eher beruhigend.

### 5.3.3 Leistungspsychologische Untersuchungen

Nach einer angemessenen Pause, meist am selben Tag, schloß sich ein weiterer Untersuchungsabschnitt an. Dieser bestand in der Durchführung von ausgewählten Subtests des Hamburg-Wechsler-Intelligenztests für Erwachsene (HAWIE, Matarazzo 1982). Eingesetzt wurde ein Subtest aus dem Verbalteil, Gemeinsamkeitenfinden (GF), sowie zwei Subtests aus dem Handlungsteil, Bilderordnen (BO) und Bilderergänzen (BE). Der Gesamttest konnte aus Zeitgründen nicht durchgeführt werden. Schon hier sei darauf hingewiesen, daß mittels der HAWIE-Subtests nicht der Intelligenzquotient gemessen, sondern unterschiedliche Leistungsfacetten erfaßt werden sollten, insbesondere im Blick darauf, daß wiederholt Diskrepanzen zwischen den Testwerten des Handlungs- und Verbalteils in nicht-akuten bzw. residualen Verlaufsabschnitten festgestellt werden konnten. Der Intelligenzquotient wurde orientierend zum Zeitpunkt $t_3$ mit dem Mehrfachwahl-Wortschatz-Test ermittelt (Lehrl 1977).

### 5.3.4 Persönlichkeitspsychologische Untersuchungen

In einem weiteren Abschnitt der Befunderhebung wurden die Patienten mittels des Rorschach-Verfahrens untersucht. Durchführung, Erstellung des Protokolls und Auswertung erfolgte nach Klopfer (Klopfer und Davidson 1974). Unter Zurückstellung vorwiegend testtheoretischer Bedenken wurde das Rorschach-Verfahren ebenfalls zu den Zeitpunkten $t_1$ bis $t_3$ durchgeführt. Im Vordergrund stand das Interesse, mit Hilfe eines bekannten projektiven Persönlichkeitsverfahrens einen zusätzlichen Zugang zu den strukturellen und dynamischen Voraussetzungen der klinischen Symptomatik und deren evtl. Veränderung im Verlauf zu erhalten. Bezüglich weiterer Einzelheiten wird auf die Beschreibung im Ergebnisteil (s. Abschn. 12.1) hingewiesen.

## 5.4  Zur statistischen Methodik

Aus den Fragestellungen und dem Untersuchungskonzept ergab sich die Notwendigkeit, den Verlaufscharakter in der Wahl des statistischen Modells adäquat zu berücksichtigen. Unter Zurückstellung der weiter unten im einzelnen erörterten Bedenken wurde nach Abwägung der Vor- und Nachteile, insbesondere im Blick auf konkurrierende Regressionsmodelle, ein varianzanalytisches Vorgehen favorisiert. Ziel der Varianzanalyse ist bei der hier vorgegebenen Problemstellung eine Zerlegung der beobachteten Variabilität, beispielsweise der Verhaltensvariabilität, in eine systematische und in eine unsystematische Variabilität (Fehlervarianz). Die systematische Varianz wird zurückgeführt auf eine bekannte Varianzquelle, in der Regel die systematische Veränderung der experimentellen Bedingungen. Die Fehlervarianz stellt den Teil der beobachteten Variabilität dar, die durch das Modell bzw. durch dessen experimentelle Bedingungen nicht erklärt wird. Dabei ist zu fordern, daß die Fehler unabhängig normal verteilt sind, das bedeutet auf die Logik der experimentellen Forschung bezogen, daß die Fehler nicht mit dem experimentellen Effekt in Zusammenhang stehen. Die Unabhängigkeit der Fehlerverteilung wird in der Regel durch eine zufällige Zuordnung der Beobachtungseinheiten auf die experimentellen Bedingungen gewährleistet. Bei einem Großteil der klinischen Forschung ist es jedoch nicht möglich, experimentell vorzugehen, d.h. eine zufallsmäßige Aufteilung der Patienten auf die Bedingungen vorzunehmen. Die Aufteilung auf die Gruppen erfolgt hier entsprechend der Merkmalsausprägung in den unabhängigen Variablen. Problematisch ist die systematische Zuordnung der Probanden zu den Merkmalsgruppen dann, wenn diese zu einer Verletzung der Annahme der Unabhängigkeit der Fehlerverteilung führt.

Die Problematik soll an einer typischen klinischen Fragestellung vertieft werden. Gefragt wird, inwieweit die Höhe des Intelligenzquotienten hinsichtlich des Verlaufs schizophrener Basisstörungen, gemessen mit Hilfe des FBF an 60 Patienten, eine Vorhersage erlaubt. Eine Berechnung multipler Regressionsgleichungen, wie sie leider häufiger in der Literatur bei Fragestellungen der obigen Art zu finden ist, geht aus mehreren Gründen fehl: Eine univariate multiple Regression setzt eine Vorauswahl des vorherzusagenden Zeitpunktes voraus. Der Verlauf wird somit auf einen oder wenige Zeitpunkte reduziert, da in dem Modell gleichzeitig nur eine abhängige Variable betrachtet werden kann. Die univariate multiple Regression ist, abgesehen von Autoregressionsmodellen, kein Verlaufs-, sondern ein Zustandsmodell. Sinnvoller erscheint hier die Berechnung von Varianzanalysen mit Meßwiederholung. Dieses Modell ermöglicht die Zerlegung der beobachteten Verhaltensvariation in einen Anteil, der auf den Verlauf, einen Anteil, der auf die Unterschiede im IQ und einen Anteil, der auf die Unterschiede im Verlauf in Abhängigkeit vom IQ (Interaktion) zurückzuführen ist. Dieses statistische Modell berücksichtigt somit den Prozeßcharakter der Fragestellung.

Im Blick auf den heuristischen Ansatz der Studie war es sinnvoll, univariate Varianzanalysen durchzuführen. Sie sind einfacher interpretierbar als die Ergebnisse multivariater Verfahren. Allerdings mußte in Kauf genommen werden, daß angesichts der Vielzahl der durchgeführten Signifikanztests das Signifikanzniveau nicht mehr kontrolliert werden konnte. Die üblichen p-Wert-Korrekturen hätten zwangsläufig zu einem, dem explorativen Grundanliegen der Studie entgegenstehenden, zu konservativen Vorgehen geführt, das möglicherweise vorliegende Zusammenhänge nicht hätte erkennen lassen. Es sollten somit keinesfalls vorschnell klinisch unter Umständen wichtige Hypothesen verworfen werden. Signifikanzen haben im Zusammenhang des gewählten statistischen Reglements den Stellenwert einer notwendigen, jedoch nicht hinreichenden Bedingung für die Hypothesengewinnung im Rahmen des vorgeschlagenen klinischen Modells.

Hinzuzufügen ist, daß die Beziehung der verschiedenen Untersuchungsebenen und klinischen Syndromkomponenten auf der Grundlage von Korrelationsanalysen (Produkt-Moment-Korrelationen, Pearson) abgeklärt wurde. Im übrigen hatte die klinische Einzelfallanalyse und deskriptive Subgruppenbildung die genannten statistischen Verfahrensweisen zu ergänzen. Bei Untersuchungen anhand von Subgruppen wurden Anteile bzw. Prozentwerte über ihre 95%-Vertrauensintervalle verglichen. Überlappen sich diese nicht, so darf von signifikanten Unterschieden ausgegangen werden (Wissenschaftliche Tabellen Geigy 1980). Zwei Prozentwerte, die sich hinsichtlich ihrer Vertrauensgrenzen nicht überlappen, wurden zusätzlich auf Gleichheit getestet, d.h. es wurde bei diesen Ein-Stichproben geprüft, ob die Hypothese „beide Prozentwerte betragen 50%", abgelehnt werden kann. Unter der Vorgabe des Fehlers erster Art ($\alpha$) und zweiseitigem Test wurde auch der Fehler zweiter Art ($\beta$) ermittelt. Daraus resultiert die Macht des Testes (100% – $\beta$ %). Z.B. ist ein $\beta$ von 10% dahingehend zu interpretieren, daß mit 90%iger Wahrscheinlichkeit diese Differenz mit 5%iger Irrtumswahrscheinlichkeit nachgewiesen werden kann.

# 6 Beschreibung der Stichprobe

## 6.1 Prämorbide soziodemographische Variablen

### 6.1.1 Geschlechtsverteilung

Während die eigene Stichprobe (Tabelle 6) eine Gleichverteilung von Männern und Frauen aufweist, differieren die bekannten retrospektiv erhobenen Kollektive diesbezüglich zum Teil nicht unerheblich. Bei Huber et al. (1979) überwiegen Frauen in einem Verhältnis 3:2. Auch Ciompi und Müller (1976) stellten ein deutliches quantitatives Übergewicht von Frauen (68,2%) bei stationär behandelten schizophrenen Patienten fest. Im Krankengut Bleulers (1972) finden sich etwa gleichviele Frauen wie Männer. Auch prospektive Stichprobenerhebungen weisen unterschiedliche Geschlechtsverteilungen auf; so findet sich in der WHO-Studie (1979) ein deutliches Überwiegen der Frauen, während in der Stichprobe von Möller und von Zerssen (1986) Männer und Frauen etwa gleich häufig sind. Unterschiedliche diagnostische Konzeptionen erklären die Unterschiede nur zum Teil, ist doch entgegen

**Tabelle 6.** Lebensalter bei Beginn der Ersterkrankung. Zum Vergleich wurden die Angaben zur Altersstruktur des Kollektives von Huber et al. 1979 und Schubart et al. 1986 beigefügt. Zu beachten ist die unterschiedliche Kategorisierung (* = bis 49 Jahre; ** = 50 Jahre und mehr; *** = 15–24 Jahre; **** = 25–34 Jahre; ***** = 35–45 Jahre)

| Erkran-kungsalter (Jahre) | männlich | | weiblich | | Summe | | Summe Huber et al. 1979 | Summe Schubart et al. 1986 |
|---|---|---|---|---|---|---|---|---|
| | N | % | N | % | N | % | | |
| −19 | 3 | 5,0 | 6 | 10,0 | 9 | 15,0 | 24,5 % | 48,6 % *** |
| 20–29 | 23 | 38,3 | 14 | 23,3 | 37 | 61,6 | 37,1 % | 37,1 % **** |
| 30–39 | 2 | 3,3 | 7 | 11,7 | 9 | 15,0 | 24,5 % | 14,3 % ***** |
| 40–45 | 1 | 1,7 | 4 | 6,7 | 5 | 8,4 | 10,6 % * | |
| | | | | | | | 3,4 % ** | |
| | 29 | 48,3 | 31 | 51,7 | 60 | 100,0 | 100,1 % | 100,0 % |

der Vermutung von Möller und von Zerssen (1986) kaum zu unterstellen, daß Huber (1979) durch den Einschluß schizoaffektiver Psychosen, also einem weiten Schizophreniebegriff, zu der ungleichen Geschlechtsverteilung zugunsten des Anteils weiblicher Patienten kam. Erwähnt werden muß, daß gerade in neueren epidemiologisch ausgerichteten Studien ein Überwiegen von Männern gefunden wurde (McCabe 1975; Kramer 1978; Schubart et al. 1986).

### 6.1.2 Lebensalter bei der Erstmanifestation

Im eigenen Kollektiv ersterkrankter Schizophrener liegt eine geschlechtsdifferente Altersverteilung der Erstmanifestation vor. Unsere Stichprobe (Tabelle 6) zeigt einen deutlich ausgeprägten Altersgipfel der Altersgruppe der 20- bis 29jährigen, der bei den Männern ausgeprägter ist als bei den Frauen. In der Altersgruppe der 30- bis 39jährigen und der 40- bis 45jährigen überwiegen die weiblichen Patienten. Diese Alters- und Geschlechtsverteilung stimmt der Tendenz nach mit derjenigen, die Huber et al. (1979) berichten, überein. Der Altersgipfel der 20- bis 29jährigen ist im Vergleich zu demjenigen in der Stichprobe von Huber allerdings ausgeprägter. In der Studie von Schubart et al. (1986) liegt der Altersgipfel in der Kategorie der 15- bis 24jährigen. Im Unterschied zu beiden Studien finden sich im eigenen Kollektiv weniger Patienten in der jüngsten Alterskategorie und in der Altersgruppe der über 40jährigen.

### 6.1.3 Familienstand

In Übereinstimmung zu den Angaben von Bleuler (1972), Ciompi und Müller (1976), Huber et al. (1979) sowie Schubart et al. (1986) ist auch in unserer Studie das Überwiegen lediger Patienten mit 75% ausgeprägt (Tabelle 7). In der Stichprobe von Schubart et al. (1986), die ebenfalls das Altersspektrum bis 45 Jahre umfaßt, findet sich eine zu der unseren vergleichbare Verteilung von 74,3% Ledigen, 17,1% Verheirateten, 2,9% in ehelicher Gemeinschaft Lebenden und 5,7% Geschiedenen. Zum Vergleich sei erwähnt, daß der Anteil der Verheirateten im Bevölkerungsdurchschnitt 59% beträgt.

**Tabelle 7.** Familienstand bei Ersterkrankung

|             | N  | %     |
|-------------|----|-------|
| Ledig       | 45 | 75,0  |
| Verheiratet | 13 | 21,7  |
| Geschieden  | 2  | 3,3   |
|             | 60 | 100,0 |

**Tabelle 8.** Wohnung bei Ersterkrankung

|  | N | % |
|---|---|---|
| Ursprungsfamilie | 30 | 50 |
| Eigene Familie | 11 | 18,3 |
| Langfristig in fremder Familie | 1 | 1,7 |
| Allein | 18 | 30 |
|  | 60 | 100,0 |

### 6.1.4 Wohnung bei Ersterkrankung

50% der Patienten wohnten bei der Ersterkrankung noch in der Ursprungsfamilie, d.h. bei den Eltern; 18% lebten in der eigenen Familie; 1,6% befanden sich langfristig in einer fremden Familie und 30% lebten alleine (Tabelle 8). Schubart et al. (1986) geben ähnliche Häufigkeiten an: Nach den Erhebungen dieser Autoren wohnten bei den Eltern noch 42,9%, bei Ehepartnern 20%, allein 31,4% und in Wohngemeinschaften bzw. in Heimen 5,7%.

### 6.1.5 Berufliche Tätigkeit vor der Ersterkrankung und Herkunftsschicht

Vor der Ersterkrankung standen ca. 83% der Patienten in einem Beschäftigungs- bzw. Ausbildungsverhältnis (Tabelle 9). Gegenüber der höchsten vor der Ersterkrankung erreichten beruflichen Qualifikation ergaben sich jedoch deutliche Ver-

**Tabelle 9.** Tatsächliche berufliche Tätigkeit bei Ersterkrankung

|  | N | % |
|---|---|---|
| Arbeiter | 13 | 21,7 |
| Facharbeiter, Angestellter | 13 | 21,7 |
| Akademiker | 4 | 6,7 |
| Keine Tätigkeit | 10 | 16,6 |
| Ausbildung, Studium | 20 | 33,3 |
|  | 60 | 100,0 |

**Tabelle 10.** Höchste berufliche Qualifikation vor der Ersterkrankung

|  | N | % |
|---|---|---|
| Arbeiter | 9 | 15,0 |
| Facharbeiter, Angestellter | 17 | 28,3 |
| Akademiker | 6 | 10,0 |
| Keine Tätigkeit | 8 | 13,4 |
| Ausbildung, Studium | 20 | 33,3 |
|  | 60 | 100,0 |

**Tabelle 11.** Beruf des Vaters

|  | N | % |
|---|---|---|
| Arbeiter | 9 | 15,0 |
| Facharbeiter, Angestellter | 31 | 51,7 |
| Univ./Fachhochschulabschluß | 15 | 25,0 |
| Selbständig | 3 | 5,0 |
| Unbekannt | 2 | 3,3 |
|  | 60 | 100,0 |

schiebungen, wie die Tabelle 10 zeigt. Differenzen lagen auch im Vergleich zum beruflichen Niveau des Vaters, als einem Indikator der Herkunftsschicht, vor (Tabelle 11). Hier lassen sich in Übereinstimmung zu Huber et al. (1979) deutliche Trends bezügliche einer Zunahme ungelernter Arbeiter und einer Abnahme von Universitäts- bzw. Fachschulabsolventen sowie Selbständigen feststellen. Huber äußerte die Auffassung, daß u.U. schon vor der Erstmanifestation der Psychose psychische Veränderungen vorliegen könnten, die die Aufstiegsmöglichkeiten bzw. berufliche Konsolidierung auf dem gleichen Niveau wie dem der Eltern erschweren.

**Tabelle 12.** Höchstes Niveau der sozialen Anpassung im letzten Jahr vor Ersterkrankung (DSM-III: Folgende Stufen werden unterschieden: Stufe 1 – Hervorragend; 2 – Sehr gut; 3 – Gut; 4 – Ausreichend; 5 – Niedrig; 6 – Sehr niedrig; 7 – Stark behindert

|   | N | % |
|---|---|---|
| 1 | 1 | 1,7 |
| 2 | 10 | 16,7 |
| 3 | 20 | 33,3 |
| 4 | 19 | 31,7 |
| 5 | 8 | 13,3 |
| 6 | 2 | 3,3 |
| 7 | - | - |
|   | 60 | 100,0 |

## 6.2 Prämorbide Persönlichkeitsvariablen

### 6.2.1 Prämorbide soziale Anpassung

Zur Beurteilung herangezogen wurde das höchste Niveau sozialer Anpassung im letzten Jahr entsprechend der Achse V des DSM-III. In die Beurteilung gehen die sozialen Beziehungen, die Leistung im Beruf und die Nutzung der Freizeit ein. Die Skalierung nach DSM-III reicht in sieben Stufen von hervorragend (1) bis stark behindert (7). Man kann erkennen (Tabelle 12), daß über die Hälfte nämlich 52% der Patienten eine hervorragende bis gute prämorbide Anpassung der Stufen eins bis drei aufweisen. Dieses Ergebnis fügt sich gut in den Zusammenhang der Befunde, daß sich unter später Schizophrenen prämorbid überraschend wenig schwere Persönlichkeitsstörungen finden (Huber et al. 1979: 10,9% „ausgesprochen abnorme Charaktere").

### 6.2.2 Prämorbide Persönlichkeit

Bemerkenswert ist, daß bei über der Hälfte der Patienten eine prämorbide Persönlichkeitsstörung nicht vorlag (Tabelle 13). Unter den diagnostizierten Persönlichkeitsstörungen war die schizoide Persönlichkeitsstörung die häufigste, gefolgt von der hypersensitiven. Dies steht in gutem Einklang mit dem prozentualen Anteil unauffälliger syntoner Persönlichkeiten (36,9%) des Kollektives von Huber et al. (1979). Unter den prämorbid abnormen Persönlichkeiten sind die schizoiden Varianten im Bonner Kollektiv ebenfalls am häufigsten (27,6%). Deutliche Differenzen ergaben sich dagegen zu Ciompi und Müller (1976), die lediglich 17,3% unauffäl-

**Tabelle 13.** Persönlichkeitsstörungen: Typologie nach DSM-III

|  | N | % |
|---|---|---|
| Keine Persönlichkeitsstörung | 31 | 51,6 |
| Schizoide Persönlichkeitsstörung | 19 | 31,7 |
| Schizotypische Persönlichkeitsstörung | 1 | 1,7 |
| Hypersensitive Persönlichkeitsstörung | 7 | 11,7 |
| Atypische Persönlichkeitsstörung | 2 | 3,3 |
|  | 60 | 100,0 |

lige Primärpersönlichkeiten erfaßten; es dominierten unter den abnormen Charakteren die schizoiden mit 43,6%. Bleuler (1972) fand ein Drittel präpsychotisch nicht wesentlich auffällige Persönlichkeiten. Etwa ein Viertel der Patienten waren prämorbid schwer schizoide Persönlichkeiten; der Rest des Kollektives umfaßte sonstige schwere Persönlichkeitsstörungen. Möller und von Zerssen (1986) berichteten über pathologisch einzustufende Schizoidie-Scores (NPIP) bei 46% ihrer Stichprobe.

### 6.2.3 Prämorbide Intelligenz

Die Einschätzung des prämorbiden Intelligenzquotienten wirft bekanntlich bei retrospektiver Erfassung große Probleme auf. Am ehesten läßt sich über die verbalen Testleistungen, die als relativ stabil gegenüber dem Krankheitsgeschehen der Schi-

**Tabelle 14.** Die Verteilung der Intelligenz (Intelligenzquotient/IQ erfaßt mit dem MWT)

| IQ | N | % |
|---|---|---|
| - 90 | 5 | 8,3 |
| 91 - 100 | 23 | 38,3 |
| 101 - 110 | 16 | 26,7 |
| 111 - 120 | 5 | 8,3 |
| 121 - | 11 | 18,3 |
|  | 60 | 99,9 |

zophrenie gelten (Plaum 1982; Weiner 1986) ein Anhalt hierfür gewinnen. Eingesetzt wurde der Mehrfachwahl-Wortschatztest (MWT: Lehrl 1977). Er wurde zum Zeitpunkt $t_3$ durchgeführt. Die durchschnittliche Intelligenz des Gesamtkollektives betrug 104 Punkte. Damit wich der durchschnittliche Intelligenzquotient der Schizophrenen der Stichprobe nicht wesentlich von demjenigen der Gesamtbevölkerung ab (Tabelle 14). Dies entspricht den Befunden von Bleuler (1972). Die mittels eines Untertests („Allgemeines Wissen") des HAWIE orientierend geschätzte prämorbide Intelligenz des Kollektives von Möller und von Zerssen (1986) ließ bei 16% der untersuchten Patienten auf Minderbegabung, bei 2% auf leichten Schwachsinn schließen. Die übrigen waren durchschnittlich bzw. überdurchschnittlich intelligent. Huber et al. (1979) schätzte die prämorbide Intelligenz auf der Basis des Schulerfolges und stellte so keine wesentliche Häufung von Minderbegabung und Schwachsinn gegenüber der Gesamtpopulation fest (Minderbegabung 9,2%; Schwachsinnszustände 1,2%).

## 6.3 Prämorbide psychosoziale Belastung

Für die Einschätzung der psychosozialen Belastung kamen die Kriterien des DSM-III zur Anwendung. Die Bewertung hatte somit davon auszugehen, welche Belastung eine „Normalperson" unter denselben Umständen und soziokulturellen Bedingungen durch die psychosozialen Belastungsfaktoren erlitten haben würde. Einbezogen wurde der Zeitraum von einem Jahr vor Beginn der Erkrankung. Die Skalierung erfolgte siebenstufig von Stufe eins (keine erkennbare Belastung) bis Stufe sieben (katastrophale psychosoziale Belastung). Die Verteilung wurde in drei Kategorien dargestellt (Tabelle 15). Faßt man die Patienten mit leichter psychosozialer Belastung (Stufe 3) bis zu den höchsten Schweregraden (Stufe 7) zusammen, so umfaßt diese Gruppe ca. 72% der Stichprobe, d.h. nur 27% der Patienten hatte gar keine (Stufe 1) bzw. nur minimale (Stufe 2), 17% dagegen mäßige, schwere oder katastrophale (Stufe 4-7) psychosoziale Belastungen im Jahr vor Ersterkran-

**Tabelle 15.** Schwere der psychosozialen Belastungsfaktoren im Jahr vor Beginn der Ersterkrankung (Kodierung nach DSM-III: 1 – Keine; 2 – Minimal; 3 – Leicht; 4 – Mäßig; 5 – Schwer; 6 – Sehr schwer; 7 – Katastrophal)

| Score | N | % |
|---|---|---|
| 1 - 2 | 16 | 25,6 |
| 3 | 33 | 55,0 |
| 4 - 7 | 10 | 16,7 |
| keine Angaben | 1 | 1,7 |
| | 60 | 100,0 |

**Tabelle 16.** Dauer der Prodromi

|  | N | % |
|---|---|---|
| Keine Prodromi | 29 | 48,3 |
| 1 - 3 Monate | 6 | 10,0 |
| 4 - 6 Monate | 7 | 11,7 |
| Länger als 6 Monate | 18 | 30,0 |
|  | 60 | 100,0 |

**Tabelle 17.** Typologie der Prodomi (Einteilung nach Huber et al. 1979). Zum Vergleich sind die Häufigkeiten des Vorkommens derselben im Kollektiv von Huber et al. (1979) angegeben

|  | % | %<br>Huber et al. 1979 |
|---|---|---|
| Depressiv-dysthym | 35 | 14 |
| Asthenisch | 26 | 20 |
| Coenästhetisch | 21 | 40 |
| Pseudoneurasthenisch | 15 | 7 |
| Blande Wesensänderung | 3 | 14 |
| Sonstige | - | 5 |
|  | 100 | 100 |

kungsbeginn. Huber et al. (1979) stellten in 25% eine psychisch-reaktive Auslösung der psychotischen Erstmanifestation fest, wobei die psychische Auslösung nicht an eine abnorme prämorbide Wesensstruktur oder an einen bestimmten Typ der Primärpersönlichkeit gebunden war.

## 6.4 Krankheitsbezogene Variablen

### 6.4.1 Dauer der Prodromi

Die durchschnittliche Dauer der Prodromi betrug in unserem Kollektiv 4,2 Monate. Bei 30% der Patienten dauerten die Prodromi länger als 6 Monate (Tabelle 16). In 48% der Fälle waren keine Prodromi zu belegen. Patienten mit Prodromi sind mit

**Tabelle 18.** Dauer des akuten Stadiums

|  | N | % |
|---|---|---|
| 1 Monat | 34 | 56,7 |
| 2 - 3 Monate | 12 | 20,0 |
| 4 - 6 Monate | 9 | 15,0 |
| Länger als 6 Monate | 5 | 8,3 |
|  | 60 | 100,0 |

ca. 52% häufiger als im Krankengut von Huber et al. (1979), in dem ca. 37% Prodromi beobachtet wurden. Eine Erklärung für die höhere Zahl der beobachteten Prodromi könnte darin liegen, daß die Erfassungschancen in der vorliegenden Studie durch die größere zeitliche Nähe des Untersuchungszeitpunktes zu den Prodromalstadien günstiger war.

### 6.4.2 Typologie der Prodromi

Die Typologie der Prodromi wurde nach Huber et al. (1979) aufgeschlüsselt. Am häufigsten war der depressiv-dysthyme Typus, gefolgt vom asthenischen, dem coenästhetischen sowie dem pseudoneurasthenischen Typus (Tabelle 17). Nach Huber et al. (1979) ist der coenästhetische Typus mit fast 40% am häufigsten, der depressiv-dysthyme Typus mit 14% erheblich seltener vertreten. Möglich ist, daß bei unserem Erfassungszeitpunkt mehr Prodromi, hier aber vor allem solche mit depressiv gefärbter, also feinerer, weniger konturierter Symptomatik erfaßt wurden.

### 6.4.3 Dauer der Akut-Erkrankung

Die durchschnittliche Dauer der Akut-Erkrankung im Sinne der in der vorliegenden Studie verwendeten engen Definition betrug 2,5 Monate. Bemerkenswert ist die Höhe des Anteils von Patienten (57%) mit kurzer bis sehr kurzer Verlaufsdauer des akuten Stadiums bis zu einem Monat (Tabelle 18). Länger als 6 Monate befanden sich lediglich 8% der Patienten im akuten Stadium der Erkrankung. Dies ist sicher eine Folge der gegenwärtig sehr günstigen Behandlungsbedingungen, d.h. der raschen Hospitalisierung und Einleitung einer adäquaten neuroleptischen Medikation. In der Studie von Schubart et al. (1986) finden sich keine direkt vergleichbaren Angaben über die Dauer der akuten Erkrankung; jedoch lassen die Angaben zur Dauer der stationären Behandlung, die im allgemeinen über die Dauer der akuten Symptomatik hinausgeht, ähnliche Trends erkennen. Bei der Mehrzahl der Patienten (53%) dauerte die stationäre Behandlung zwischen 2 und 6 Monaten; sie überschritt nur bei etwa 9% die 6 Monatsgrenze.

**Tabelle 19.** Dominierendes psychopathologisches Initialsyndrom (DSM-III)

|                          | N  | %    |
|--------------------------|----|------|
| Desorganisierter Typus   | 2  | 3,3  |
| Katatoner Typus          | 4  | 6,7  |
| Paranoider Typus         | 54 | 90,0 |
|                          | 60 | 100  |

### 6.4.4 Dominierendes psychopathologisches Initialsyndrom

Es erfolgte eine Kategorisierung (DSM-III) in desorganisierte, katatone und paranoide Subtypen, wobei letztere bei weitem dominierten (Tabelle 19). Faßt man die bei Huber aufgeführten Typen mit Wahn und Halluzination als die in etwa dem paranoiden Typus im Sinne des DSM-III entsprechenden zusammen, so waren diese ebenfalls mit etwa zwei Drittel aller Initialsyndrome am häufigsten, blieben allerdings noch deutlich unter der von uns für den paranoiden Initialtypus festgestellten Quote. Katatone Initialsyndrome – im eigenen Kollektiv mit 6,7% vertreten – wurden von Huber et al. (1979) mit 4,7% angegeben, der einfach-hebephrene Typus mit 11,1%. Der hebephrene Typus ist also im Kollektiv von Huber häufiger zu finden als der desorganisierte Typus im Sinne des DSM-III in der eigenen Stichprobe.

### 6.4.5 Akuität des Erkrankungsbeginns

Die Einteilung der Akuitätsgrade des Erkrankungsbeginns wurde nach dem Vorschlag von Huber et al. (1979) vorgenommen. Als perakuter Beginn gilt hier ein Einsetzen der Psychose innerhalb von 8 Tagen, als akuter bzw. subakuter Beginn ein solcher innerhalb von ein bis vier Wochen bzw. zwei bis sechs Monaten. Ein schleichender Beginn, der sich über mehr als sechs Monate erstreckt, wird als chronisch bezeichnet. Huber et al. (1979) gaben vergleichbare Häufigkeiten an, wie sie unsere Stichprobe aufweist (Tabelle 20). Ciompi und Müller (1976) fanden dagegen bei 44% der Patienten einen chronischen Krankheitsbeginn. Möller und von Zerssen (1986) stellten 27% chronisch einsetzenden Erkrankungen 68% akut beginnenden gegenüber. Bleuler (1972) berichtete über 62% akut und 38% chronisch beginnende Verläufe. Unterschiede ergaben sich zu der Studie von Schubart et al. (1986), die in 8,6% einen akuten Krankheitsbeginn – entsprechend den hier als perakut gefaßten –, in 55,7% einen subakuten Beginn – entsprechend den hier als akut gefaßten –, und in 35,7% einen schleichenden Beginn berichteten. Faßt man allerdings wiederum perakut und akut beginnende Erkrankungen in einer Kategorie zusammen, so ergeben sich in den Studien von Huber et al. (1979), Schubart et al. (1986) und der vorliegenden keine wesentlichen Häufigkeitsunterschiede. Differenzen basieren vor allem auf der kategorialen Grenze von perakutem und akutem Ty-

**Tabelle 20.** Akuität des Beginns der Erstmanifestation (Einteilung nach Huber et al. 1979). Zum Vergleich wurden die entsprechenden Häufigkeitsangaben anderer Autoren angefügt

| | N | % | %<br>Huber et al. 1979 | %<br>Ciompi et al. 1976 | %<br>Schubart et al. 1986 |
|---|---|---|---|---|---|
| Perakut | 18 | 30 | 27 | | 8,6 |
| Akut | 20 | 33,3 | 34 | ca. 43 | 55,7 |
| Subakut | 15 | 25 | 17 | | |
| Chronisch | 6 | 10 | 22 | ca. 44 | 35,7 |
| Keine Angaben | 1 | 1,7 | | unsicher 13 | |
| | 60 | 100 | 100 | 100 | 100 |

pus, die allerdings bei durchwegs retrospektivem Erfassungsmodus oft nur schwer auszumachen sein dürfte.

### 6.4.6 ICD-Diagnose des behandelnden Psychiaters

Obwohl die ICD-Diagnosen in die weiteren Auswertungsschritte nicht eingehen, sollen sie hier aus Gründen des besseren Vergleichs zu anderen Studien angeführt werden. Die bei der klinischen Entlassung der Patienten gestellte Hauptdiagnose des behandelnden Psychiaters wurde den Krankengeschichten entnommen (Tabelle 21). Die unter Ziffer 295 (ICD-9) erfaßten Diagnosen machten 94,9% der Patienten der eigenen Stichprobe aus. Schubart et al. (1986) gaben unter den entsprechenden Diagnoseziffern (ICD-9) 94,3% an. Bemerkenswert ist der Anteil diagnostizierter schizoaffektiver Psychosen (ICD 295.7), der bei unserem Kollektiv 25%, in der Studie von Schubart et al. (1986) 11,4% betrug. Hierbei ist zunächst zu bedenken, daß die Definition des ICD-9 sehr großzügig gefaßt ist und dem Diagnostiker einen weiten Entscheidungsspielraum beläßt. Dieser wird durch diagnostische Gepflogenheiten, die sich an einzelnen Kliniken entwickeln, wieder in unterschiedlicher Weise eingeengt. In der Heidelberger Psychiatrischen Klinik bestand in den Jahren, in denen die Erhebungen zu der vorliegenden Studie erfolgte, eine verbreitete Tendenz, den Begriff der schizoaffektiven Psychose weit zu fassen, was bedeutete, daß trotz Vorliegens einer initial schizophrenen Symptomatik von einiger Dauer eher die Diagnose einer schizoaffektiven Psychose gestellt wurde, wenn eine gewisse affektive Unterlegung hinzukam. Daraus könnte sich die relativ hohe Zahl der bei Entlassung als schizoaffektive Psychosen (ICD-9) diagnostizierter Fälle erklären.

**Tabelle 21.** Die bei der klinischen Entlassung gestellte Hauptdiagnose der behandelnden Ärzte (ICD-9; Dokumentation der Krankenakten)

| | N | % | Schubert et al. 1986 % |
|---|---|---|---|
| Drogeninduzierte, par. und hall. Zustandsbilder (292.1) | 1 | 1,7 | - |
| Schizophrenie, Hebephrene Form (295.1) | 2 | 3,3 | 8,6 |
| Schizophrenie, Katatone Form (295.2) | 3 | 5,0 | 2,9 |
| Schizophrenie, Paranoide Form (295.3) | 31 | 51,6 | 60,0 |
| Akute schizophrene Episode (295.4) | 6 | 10,0 | 4,3 |
| Latente Schizophrenie (295.5) | - | - | 1,4 |
| Schizoaffektive Psychose (295.7) | 15 | 25,0 | 11,4 |
| Nicht näher bezeichnete Schizophrenieformen (295.9) | - | - | 5,7 |
| Depression im Rahmen einer MD Psychose (296.3) | 1 | 1,7 | - |
| Akute paranoide Reaktion (298.3) | - | - | 2,9 |
| Angstneurose (300.0) | - | - | 1,4 |
| Neurasthenie (300.5) | - | - | 1,4 |
| Anankastische Persönlichkeit (301.4) | 1 | 1,7 | - |
| | 60 | 100,0 | 100,0 |

Die Werte der Diagnosegruppen 295.1 bis 295.9 sind zu 94,9 (eigenes Krankengut) bzw. 94,3 (Schubert et al. 1986) zusammengefaßt.

## 6.4.7 Dauer des postakuten Stadiums

Postakute Stadien mit längerer als dreimonatiger Dauer dominierten im eigenen Krankengut erheblich (Tabelle 22). Zu beachten ist, daß entsprechend der Beobachtungszeit der Studie längere, als sechsmonatige Verlaufszeiten nicht erfaßt wurden. Bei den postakuten Stadien mit einer Verlaufsdauer unter 6 Monaten lagen zum Zeitpunkt $t_3$ vollständige Remissionen vor, es sei denn, daß während des Beobachtungszeitraumes ein Rezidiv eingetreten war.

## 6.4.8 Stationäre Behandlungsdauer

28% der Patienten waren bis zu einem Monat, der weitaus größte Teil mit 57% zwei bis vier Monate und lediglich 15% länger als vier Monate in stationärer Behandlung. Möller und von Zerssen (1986) geben in 18% eine Behandlungsdauer bis

**Tabelle 22.** Dauer des postakuten Stadiums

|  | N | % |
|---|---|---|
| 1 - 3 Monate | 10 | 16,7 |
| 4 - 6 Monate | 47 | 78,3 |
| Keine Angaben | 3 | 5 |
|  | 60 | 100,0 |

**Tabelle 23.** Neuroleptische Medikation zu den Untersuchungszeitpunkten $t_1$ bis $t_3$

|  | $t_1$ | | $t_2$ | | $t_3$ | |
|---|---|---|---|---|---|---|
|  | N | % | N | % | N | % |
| An/über neuroleptischer Schwelle | 33 | 55,0 | 10 | 16,7 | 1 | 1,7 |
| Unter neuroleptischer Schwelle | 25 | 42,0 | 44 | 73,3 | 41 | 68,3 |
| Keine | 2 | 3,0 | 5 | 8,3 | 11 | 18,3 |
| Keine Angaben | - | - | 1 | 1,7 | 7 | 11,7 |
|  | 60 | 100,0 | 60 | 100,0 | 60 | 100,0 |

zu einem Monat an. Die Häufigkeit von Behandlungszeiten bis zu drei Monaten betrug 75%, liegt also etwas unter der von uns festgestellten Quote von 85% der Patienten mit Behandlungsdauern bis vier Monaten. Die Angaben von Schubart et al. (1986) sind bezüglich der stationären Erstbehandlungsdauer nicht direkt vergleichbar. Doch läßt sich der Studie die Angabe entnehmen, daß eine mittlere stationäre Behandlungsdauer zwischen zwei bis sechs Monaten (allerdings innerhalb eines 2-Jahreszeitraumes), die bei 53% der Patienten zutraf, dominierte.

## 6.4.9 Medikamentöse Behandlung

Die jeweilige Anzahl von Patienten und die Höhe der neuroleptischen Medikation zu den drei Erfassungszeitpunkten unmittelbar postakut ($t_1$), nach 6 Wochen ($t_2$) und nach 6 Monaten ($t_3$) sind der Tabelle zu entnehmen (Tabelle 23). Man sieht, daß im postakuten Verlauf die Zahl der neuroleptisch behandelten Patienten etwas abnahm und die Zahl derjenigen, die überhaupt keine neuroleptische Medikation bekamen, geringfügig zunahm. Die Häufigkeit der unter der neuroleptischen Schwelle behandelten Patienten stieg allerdings von $t_1$ nach $t_3$ deutlich an, entsprechend der Abnahme in der Gruppe der mit höherer Dosierung über der neuroleptischen Schwelle behandelten Patienten.

## 6.5 Zustandsbilder am Ende der Verlaufsbeobachtung

### 6.5.1 Psychopathologie

Zur Erfassung des Zustandsbildes zum Zeitpunkt $t_3$, also 6 Monate nach Rückgang der akuten Psychose, wurde eine typologische Einteilung (nach Huber) vorgenommen (Tabelle 24). Zum Vergleich wurden die Prozentangaben der Spätkatamncsen des Bonner Beobachtungsgutes mit einer durchschnittlichen Katamnesedauer von 22,4 Jahren angeführt. Erwartungsgemäß ergeben sich hierzu erhebliche Unterschiede. So ist der Prozentsatz völliger Remissionen nach zwei Jahrzehnten größer als nach sechs Monaten, da in einem Teil der Fälle auch nach sechs Monaten noch mit einem weiteren Abklingen, einer vollständigen Remission, gerechnet werden darf. Psychopathologisch uncharakteristische Zustandsbilder sind bei kurzer Katamnesendauer wesentlich häufiger als nach einer Verlaufsdauer von 22 Jahren. Faßt man die relativ charakteristischen und die charakteristischen Residuen des

**Tabelle 24.** Zustandsbilder zum Zeitpunktt $t_3$, nach 6monatigem Verlauf. Im Vergleich hierzu die Verteilung der Endzustände nach Langzeitverlauf (Huber et al. 1979)

| | N | % | Huber et al. 1979 | % |
|---|---|---|---|---|
| Völlige Remission | 10 | 16,7 | Völlige Remission | 22,1 |
| Uncharakteristische Basisstadien | 40 | 66,7 | Uncharakteristische Residuen i.w.S. | 43,2 |
| Gemischte Basisstadien | 5 | 8,3 } 11,6 | | |
| Chronische reine Psychosen | 2 | 3,3 } | | |
| Typisch schizophrene Defektpsychosen | – | – } 0 | Charakteristische Residuen i.w.S. | 34,7 |
| Strukturverformung mit Psychose | – | – } | | |
| Rezidiv zum Zeitpunkt $t_3$ | 2 | 3,3 | | |
| Verstorben | 1 | 1,7 | | |
| | 60 | 100,0 | | 100,0 |

**Tabelle 25.** Erfolgsbeurteilung des Wohnmilieus (Kategorisierung nach Ciompi)

|  | N | % |
|---|---|---|
| Erfolg (keine Verschlechterung) | 48 | 80,0 |
| Mißerfolg (Verschlechterung) | 11 | 18,3 |
| Keine Angaben | 1 | 1,7 |
|  | 60 | 100,0 |

**Tabelle 26.** Erfolgsbeurteilung des Arbeitsmilieus (Kategorisierung nach Ciompi)

|  | N | % |
|---|---|---|
| Erfolg (keine Verschlechterung) | 28 | 46,7 |
| Mißerfolg (Verschlechterung) | 31 | 51,6 |
| Keine Angaben | 1 | 1,7 |
|  | 60 | 100,0 |

Bonner Kollektives zusammen, machen diese Kategorien 34,7% aus. Nach kurzer Verlaufsdauer sind aufgrund der eigenen Untersuchung hier lediglich 11,6% der Patienten einzuordnen, d.h. es ist im weiteren Verlauf vor allem ein Übergang von uncharakteristischen Zustandsbildern in relativ charakteristische bzw. charakteristische Residuen anzunehmen. Im späteren Verlauf exazerbieren uncharakteristische Stadien erneut und behalten zum Teil produktive bzw. Plussymptomatik bei. Zieht man die Angaben der Studie von Watt, Katz und Shepherd (1983) hinzu, so darf nach dem ersten Schub in 48% der Fälle mit einer vollständigen Remission gerechnet werden. Hierin sind 32% enthalten, die innerhalb eines 5-Jahreszeitraumes ein- oder mehrmals rezidivieren, ohne allerdings bereits während dieses Erfassungszeitraumes persistierende Defizienzen zu hinterlassen. Wie ein Vergleich der Quoten vollständiger Remissionen innerhalb eines 5-Jahreszeitraumes (Watt et al. 1983) und der Spätkatamnesen mit einer Quote vollständiger Remissionen von 22% (Huber et al. 1979) zeigt, nimmt der Prozentsatz vollständiger Remissionen von den frühen Verlaufsabschnitten des Abklingens der Psychose an zunächst zu, dann jedoch laufend ab, da bei einem zunehmenden Teil der rezidivierenden Verläufe schließlich doch einfache oder kombinierte Residuen zurückbleiben.

### 6.5.2 Wohn- und Arbeitsmilieu

Es wurde eine Kategorisierung der Erfolgsbeurteilung nach Ciompi et al. (1977) bezogen auf das Wohn- und Arbeitsmilieu vorgenommen. Die eine Kategorie umfaßt die Beibehaltung des prämorbiden Niveaus bzw. eine Verbesserung innerhalb der Beobachtungszeit, die andere Verschlechterungen. Wie sich den Tabellen 25 und 26 entnehmen läßt, ergibt sich in der kurzen Beobachtungszeit nur relativ selten eine Verschlechterung bezüglich des Wohnmilieus, jedoch bei über 50% der Patienten eine Verschlechterung des Arbeitsmilieus.

# 7 Die Einflußfaktoren auf den Syndromverlauf in der Synopse

An dieser Stelle soll vorab eine Übersicht über die Ergebnisse der systematischen Analyse der Einflußfaktoren, wie sie im Untersuchungskonzept Berücksichtigung finden, gegeben werden. Wie im methodischen Teil (s. Abschn. 5.4) beschrieben, kommt hierzu ein zwei-faktorieller varianzanalytischer Ansatz zur Anwendung. Dabei erfolgte eine Zerlegung der Variation der abhängigen Variablen in einen Anteil, der auf den Verlauf (Zeit), einen Anteil, der auf Unterschiede der Gruppen (Li-

**Tabelle 27.** Liste der unabhängigen Variablen mit den Kriterien, nach denen die Kategorisierung erfolgte

I. Prämorbide Variablen

  1. Soziodemographische Variablen
    a) Geschlecht
    b) Alter (unter 21 Jahren, 21 - 26 Jahre, über 26 Jahre)

  2. Persönlichkeitsvariablen
    a) Prämorbide Persönlichkeit (Persönlichkeitsstörung, DSM-III-Achse II): Dichotomisierung vorhanden versus nicht vorhanden.
    b) Prämorbide Intelligenz: Dichotomisierung: $IQ > 104$ versus $IQ < 97$
    c) Prämorbide soziale Anpassung (DSM-III-Achse V): Dichotomisierung: gut (Stufe: $< = 3$) versus schlecht (Stufe: $> 3$)

  3. Psychosoziale Variablen
    Prämorbide Psychosoziale Belastung (DSM-III-Achse IV): Drei Gruppen: gering $< = 2$; mittelhoch $= 3$; hoch $> 3$

II. Krankheitsbezogene Variablen

  1. Dauer der Prodromalphase: Dichomotomisierung: Mit Prodrom versus ohne Prodrom

  2. Dauer des akuten Stadiums: Dichomotomisierung: Bis 1 Monat versus über 1 Monat

  3. Gesamtdauer (Prodromalphase und akutes Stadium). Drei Gruppen: Dauer in Monaten: unter 2; 2 bis 8; über 8

  4. Symptomatik (akut); Symptome ersten Ranges: Dichomotomisierung: vorhanden versus nicht vorhanden

**Tabelle 28.** Übersicht zum Effekt der geprüften Einflußfaktoren hinsichtlich des Verlaufs der Plus- und Minus-Symptomatik im Postakuten Stadium, wie er sich auf der Basis des zweifaktoriellen varianzanalytischen Ansatzes mit Meßwiederholung ergibt. (Erklärung: GR = Gruppeneffekt; Z = Zeiteffekt; I = Interaktion (vergl. Kap.: Zur statistischen Methodik; + = signifikant [p ≤ 0.05]; − = nicht signifikant; ⊕ = signifikante Interaktion)

| | Prämorbide Variablen | | | | | | | | | | | | | | | | | Krankheitsbezogene Variablen | | | | | | | | | | | | |
| | Soziodemographische Variablen | | | | | | Persönlichkeitsvariablen | | | | | | | | | Psychosoz.V. Prämorbide psychosoz. Belastung | | | Dauer Prodromalphase | | | Dauer Akutes Stadium | | | Gesamtdauer | | | Symptomatik -akut | | |
| | Geschlecht | | | Alter | | | Prämorbide Persönlichkeit | | | Intelligenz | | | Prämorbide soz. Anpassung | | | | | | | | | | | | | | | | | |
| | GR | Z | I | GR | Z | I | GR | Z | I | GR | Z | I | GR | Z | I | GR | Z | I | GR | Z | I | GR | Z | I | GR | Z | I | GR | Z | I |
| **Plus-Symptome** | | | | | | | | | | | | | | | | | | | | | | | | | | | | | | |
| *Affektive Störungen* | | | | | | | | | | | | | | | | | | | | | | | | | | | | | | |
| DEPRES (AMDP) | − | + | − | + | + | − | − | + | − | − | + | − | − | + | − | − | + | − | − | + | − | + | + | − | + | + | − | − | + | − |
| MANI (AMDP) | − | − | − | − | − | + | − | − | − | − | − | − | − | − | − | − | − | − | − | − | − | − | − | − | − | − | − | − | − | − |
| *Kognitive Störungen* | | | | | | | | | | | | | | | | | | | | | | | | | | | | | | |
| PARHAL (AMDP) | − | + | − | − | + | − | + | + | ⊕ | + | + | ⊕ | − | + | ⊕ | − | + | ⊕ | − | + | − | − | + | − | − | + | − | − | + | − |
| **Minus-Symptome** | | | | | | | | | | | | | | | | | | | | | | | | | | | | | | |
| *Affektive Störungen* | | | | | | | | | | | | | | | | | | | | | | | | | | | | | | |
| APA (AMDP) | + | + | − | − | + | − | − | + | − | − | + | − | − | + | − | − | + | − | − | + | − | − | + | − | − | + | − | − | + | − |
| FLATT (SANS) | + | + | − | − | + | − | − | + | − | − | + | − | − | + | − | − | + | − | − | + | − | − | + | − | − | + | − | − | + | − |
| APAT (SANS) | − | + | − | + | + | − | − | + | − | − | + | − | − | + | − | − | + | − | − | + | − | − | + | − | − | + | − | − | + | − |
| ANHED (SANS) | − | + | − | + | + | − | − | + | − | − | + | − | − | + | − | − | + | − | − | + | − | + | + | − | − | + | − | − | + | − |
| *Kognitive Störungen* | | | | | | | | | | | | | | | | | | | | | | | | | | | | | | |
| FBF | − | + | − | − | + | ⊕ | − | + | − | − | + | ⊕ | − | + | − | − | + | − | − | + | − | − | + | − | − | + | − | − | + | − |
| PSYORG (AMDP) | − | + | − | − | + | − | − | + | − | − | + | − | − | + | − | − | + | − | − | + | − | − | + | − | − | + | − | − | + | ⊕ |
| ALOG (SANS) | + | + | − | − | + | − | − | + | − | − | + | − | − | + | − | − | + | − | − | + | − | − | + | − | − | + | − | − | + | − |
| ATT IMP (SANS) | − | + | − | − | + | − | − | + | − | + | + | − | − | + | − | − | + | ⊕ | − | + | − | − | + | − | − | + | ⊕ | − | + | − |
| TLC | + | + | − | − | + | − | − | + | − | + | + | − | − | + | − | − | + | − | − | + | − | − | + | − | − | + | − | − | + | − |

ste der unabhängigen Variablen, entsprechend Tabelle 27) und in einen Anteil, der auf die Unterschiede im Verlauf in Abhängigkeit von der Gruppe (Interaktion) zurückzuführen ist. Die Entscheidungsgrundlagen für die Auswahl der einbezogenen unabhängigen Variablen basieren, wie bereits ausgeführt (s. Abschn. 4.2.4), auf den zur Verfügung stehenden Ergebnissen von Mittel- und Langzeitstudien. Die Subgruppenbildung wurde nach der Verteilung vorgenommen. Die sich so ergebenden Kriterien sind gleichfalls in der Tabelle 27 aufgeführt. Wie der Tabelle 28 zu entnehmen ist, zeigt sich als wichtigstes Ergebnis ein unterschiedliches Muster der Einflußfaktoren hinsichtlich einzelner syndromaler Komponenten: Zu finden sind in Tabelle 28 die im Untersuchungskonzept berücksichtigten unabhängigen Variablen sowie die psychopathologischen Zielvariablen in der bekannten Systematik, aufgeteilt nach Plus- und Minussymptomen, jeweils in ihren affektiven und kognitiven Komponenten. Die Gruppen- und Zeiteffekte sowie die besonders beachtenswerten Interaktionseffekte sind vollständig aufgeführt. Für die meisten psychopathologischen Zielvariablen zeigt sich ein signifikanter Zeiteffekt, dargestellt als +, konkret, wie im einzelnen geprüft, der erwartete Rückgang der entsprechenden durchschnittlichen Syndromausprägung. Eine Ausnahme bildet hier das manische Syndrom, das keinen signifikanten Rückgang im Verlauf aufweist. Ein signifikanter Interaktionseffekt bedeutet, daß in Abhängigkeit von der betreffenden Subgruppe der zeitliche Verlauf unterschiedlich ausfällt. Besonders bemerkenswert ist, daß der prämorbide Intelligenzquotient einen signifikanten Einfluß auf den Verlauf le-

diglich der kognitiven Plussymptomatik, eben den paranoid-halluzinatorischen
Faktor, sowie auf die der kognitiven Minussymptomatik zuzurechnende FBF-Aus-
prägung zeigt, während ein signifikanter Einfluß bezüglich der affektiven Plus- und
affektiven Minussymptomatik nicht vorliegt. Auf mögliche Gründe hierfür, wie die
Konsequenzen, wird im weiteren Gang der Untersuchung zurückzukommen sein.

# 8 Die kognitiven Störungen im postakuten Stadium

## 8.1 Kontroversen zur Einordnung der sog. Basisstörungen (FBF)

Die klinische Einordnung der Basisstörungen ist bislang kontrovers geblieben. Nosologische Spezifität, die zweifellos von großer theoretischer Bedeutung wäre, ist neueren Untersuchungsergebnissen zufolge nicht zu erwarten (Mundt und Kasper 1987) und wird im übrigen auch von den Vertretern des Basisstörungskonzeptes nicht behauptet (Huber 1983; Süllwold und Huber 1986). Süllwold (1977) hatte die Basisstörungen, angeregt einerseits durch die in der angloamerikanischen Literatur schon früh beschriebenen, subjektiv wahrgenommenen kognitiven Defizite der Schizophrenen (Chapmann 1966; Freedmann 1974) und unter Bezugnahme auf klinische (Huber 1966) und experimentalpsychologische Ergebnisse (Storms und Broen 1969; Poljakov 1973) andererseits, systematisch erfaßt. Der Phänomenbereich selbst wurde, im wesentlichen übereinstimmend, in das Konzept der Basisstadien und Basissymptome von Huber (1979, 1983, 1986) aufgenommen. Allerdings blieb bislang die Frage nach der Beziehung der „subjektiven Seite des psychologischen Defizits" (Süllwold 1986) zu sonstigen syndromprägenden Erlebnis- und Ausdruckssymptomen umstritten.

Süllwold (1983b) vertrat die Auffassung, daß die Basisstörungen als schwächere Ausprägung psychotischer Symptome aufzufassen seien. Huber (1983) sah darin „von Schizophrenen subjektiv erlebte Primärerfahrungen, die die Basis der komplexen psychotischen Endsymptome darstellen, von denen angenommen werden kann, daß sie dem somatischen Substrat näher sind, als jene". Hierzu im Gegensatz stand die von Rey und Oldigs (1982) geäußerte Auffassung, daß Basisstörungen Ausdruck einer „allgemeinen kognitiven Störbarkeit" seien, ein Gedanke, den u.a. auch Teusch (1985) aufgriff.

Die syndromatologischen Fragen zielten insbesondere auf die Beziehungen der Basisstörungen zu Schweregrad des Residuums (Wicht 1981), Verlaufsabschnitt (Hasse-Sander et al. 1982) sowie zu bestimmten als wesentlich angesehenen syndromatologischen Komponenten (Fehr-Suter 1981). Bisherige Gruppenvergleiche von nicht-akuten bzw. chronischen Stadien ergaben widersprüchliche Ergebnisse. So berichteten Isele und Angst (1982) sowie Schünemann-Wurmtaler (1983) über niedrigere Summenwerte des FBF im Zuge des chronischen Verlaufs. Hasse-Sander et al. (1982) fanden bezüglich des Basisstörungsscores keine signifikante Differenz zwischen irrevesiblen Residuen und reversiblen Basisstadien. Andere querschnittsbildlichen Gruppenvergleiche sprachen allerdings wiederum dafür, daß gebesserte Patienten gegenüber nichtgebesserten einen niedrigeren Basisstörungsscore aufweisen. Außerdem stellte Fehr-Suter (1981) korrelationsstatistisch einen signifikanten Zusammenhang zwischen FBF-Summenscore und produktiv-psychotischen Symptomen, wie Halluzinationen und Angst, bei chronisch Schizophrenen fest. Nicht signifikant dagegen war der Zusammenhang zwischen negativen Basisstörungen und Symptomen, wie Antriebsstörungen, affektiver Abstumpfung und emotionaler Zurückgezogenheit. Süllwold (1983) folgerte daraus unter Hintanstellung des verlaufsdynamischen bzw. Stadienaspektes, daß wahrscheinlich eine Beziehung der im FBF erfaßten Basisstörungen zu den akuten Symptomen generell bestehe. Sie nahm an, daß bei akuten Symptomen auch mehr subjektiv wahrgenommene Störungen aufträten. Hierzu im Gegensatz stehen die Befunde von Rösler et al. (1985), die keine Beziehung zu akut schizophrener Symptomatik feststellen konnten.

Im Blick auf das hier untersuchte postakute Stadium wird daher von Interesse sein zu prüfen, welchen Verlauf die Basisstörungen nehmen und welche Beziehung diese zu den psychopathologischen Grundkomponenten, den kognitiven und affektiven Plus- und Minus-Symptomen, aufweisen, insbesondere ob dieser Zusammenhang im Verlauf konstant bleibt oder sich ändert. Schließlich wird bezüglich der in die Untersuchung einbezogenen prämorbiden und akut-morbusbezogenen Charakteristika geklärt werden, ob sich ein Einfluß dieser Komponenten auf den postakuten Verlauf der Basisstörungen nachweisen läßt.


## 8.2 Die Basisstörungen (FBF) als kognitive Minus-Symptome

Die Basisstörungen wurden entsprechend dem Untersuchungsplan zu den Zeitpunkten $t_1$, $t_2$ und $t_3$ mittels des Frankfurter Beschwerdefragebogens (FBF) erfaßt. Das Verlaufsdiagramm (Abb.4) zeigt den zunächst steilen, dann flacher werdenden Abfall der arithmetischen Mittelwerte des FBF-Summenscores. Postakut werden 42 Störungen, zum Zeitpunkt $t_2$ im Durchschnitt 25 und zum Zeitpunkt $t_3$, 6 Monate später, 11 Basisstörungen im FBF angegeben. In der einfachen Varianzanalyse mit Meßwiederholung war der Zeitfaktor hoch signifikant, d.h. die Mittelwerte fallen über die einzelnen Verlaufsabschnitte signifikant ab.

Um den Zusammenhang von klinischer Minussymptomatik und Basisstörungen im Verlauf zu klären, wurden die Fremdbeurteilungsinstrumente des AMDP-Systems und der SANS-Skala von Andreasen beigezogen. Der postakute Verlauf, wie er sich in den Durchschnittssyndromprofilen mittels des AMDP-Systems und der SANS-Skala zu den Zeitpunkten $t_1$ bis $t_3$ widerspiegelt, ist den Diagrammen zu entnehmen (Abb.5,6). Man sieht entsprechend dem erfaßten postakuten Stadium relativ niedrige Durchschnittsscorewerte für die Plussymptomatik. Der Hostilitätsscore ist zum Zeitpunkt $t_1$ hoch, ebenso derjenige der Apathie. Während der Hostilitätsscore im Verlauf stark abfällt, ist die Rückbildung der Apathie weniger ausgeprägt. In den SANS-Durchschnittsprofilen (Abb. 6) findet sich ein annähernd gleichmäßiger Abfall auf allen Faktoren von $t_1$ bis $t_3$. Berechnet man die Produkt-Moment-Korrelationen zunächst der Symptomscores des AMDP-Profils mit den FBF-Summenscores zu den Zeitpunkten $t_1$ bis $t_3$ (Tabelle 29), so ergibt sich eine durchge-

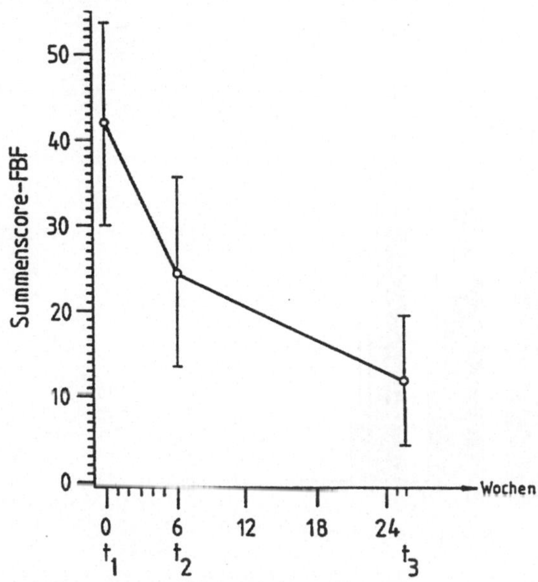

**Abb. 4.** Verlaufsdiagramm des FBF-Summenscores: Arithmetische Mittelwerte der Gesamtgruppe und Standardabweichungen der Mittelwerte. Einfache Varianzanalyse (Zeit). $F = 44.49$; $df = 2,104$; $p = 0.00001$

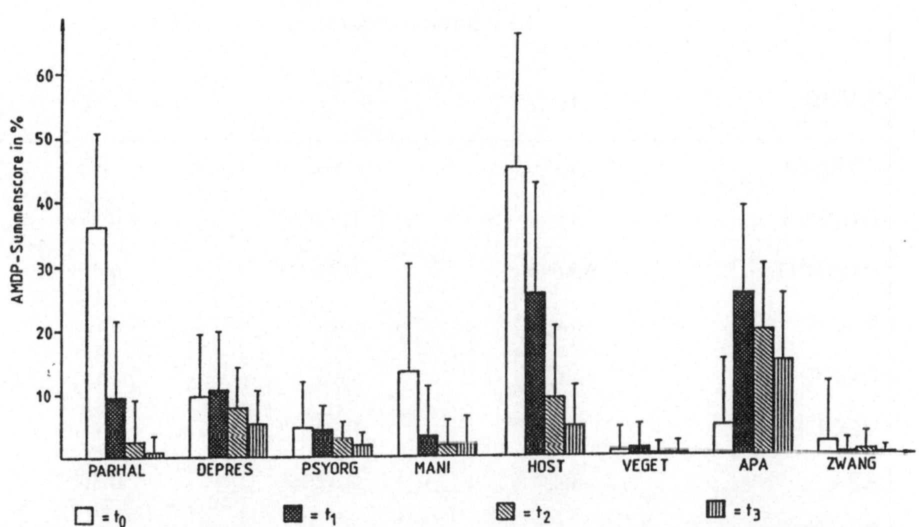



**Abb. 5.** AMDP-Durchschnittssyndromprofile zu den Zeitpunkten $t_0$ bis $t_3$: Mittelwerte und Standardabweichungen der AMDP-Faktorenscores (in Prozent der theoretisch erreichbaren Maximalwerte) bei Aufnahme ($t_0$), am Ende der akuten Phase ($t_1$), 6 Wochen danach ($t_2$) sowie 6 Monate später ($t_3$)

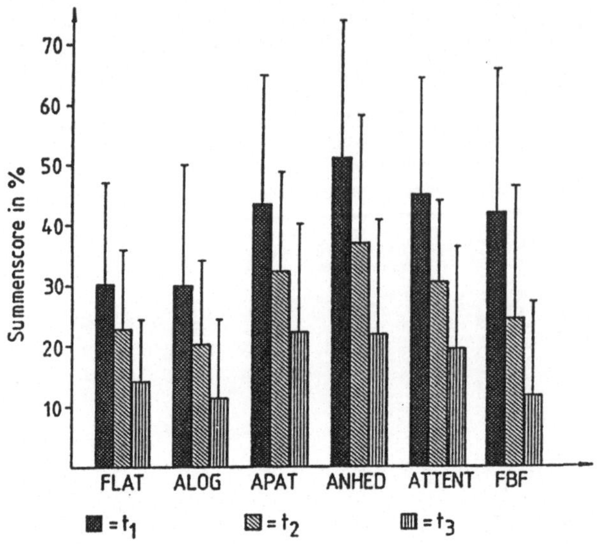



**Abb. 6.** Syndromprofile der Minus-Symptomatik (SANS) und der im FBF erfaßten Basisstörungen zu den Zeitpunkten $t_1$ bis $t_3$ im postakuten Verlauf

**Tabelle 29.** Produkt-Moment-Korrelationen (Pearson) von FBF-Summenscore und AMDP-Faktoren zu den Zeitpunkten $t_1$, $t_2$ und $t_3$

| AMPD | FBF-Summenscore | | |
| | $t_1$ | $t_2$ | $t_3$ |
|---|---|---|---|
| PARHAL | n.s. | n.s. | n.s. |
| DEPRES | n.s. | 0,45*** | 0,37** |
| PSYORG | **0,36**** | **0,33***** | **0,42**** |
| MANI | n.s. | n.s. | n.s. |
| HOST | n.s. | n.s. | n.s. |
| VEGET | n.s. | 0,32* | n.s. |
| APA | n.s. | 0,32* | 0,38** |
| ZWANG | n.s. | n.s. | n.s. |

***p ≤ 0,001; **p ≤ 0,01; *p ≤ 0,05

**Tabelle 30.** Produkt-Moment-Korrelationen (Pearson) von FBF-Summenscore und SANS-Subscales sowie Summe-SANS zu den Zeitpunkten $t_1$, $t_2$ und $t_3$

| | FBF-Summenscore | | |
|---|---|---|---|
| SANS | $t_1$ | $t_2$ | $t_3$ |
| FLATT | n.s. | 0,26* | 0,35** |
| ALOG | **0,29*** | **0,32**** | **0,31*** |
| APA | n.s. | n.s. | 0,41** |
| ANHED | n.s. | 0,30* | 0,33* |
| ATTENT | **0,37**** | **0,42**** | **0,54***** |
| Sum-SANS | n.s. | 0,35** | 0,48*** |

***p $\leq$ 0,001;  **p $\leq$ 0,01;  *p $\leq$ 0,05

hend zu allen drei Zeitpunkten positive Korrelation zum sog. psychoorganischen Faktor des AMDP-Systems. Dagegen waren die Korrelationen zu den sonstigen AMDP-Faktoren im Verlauf nicht zu allen Zeitpunkten signifikant. Hervorzuheben ist insbesondere die fehlende signifikante Korrelation zum paranoid-halluzinatorischen Syndrom, also der kognitiven Plussymptomatik, wie auch zum manischen Syndrom, dem Repräsentanten der affektiven Plussymptomatik.

Im Blick auf die durchgehend zu allen drei Zeitpunkten des postakuten Stadiums bestehende positive Korrelation des psychoorganischen Faktors (AMDP) und des FBF-Summenscores sollte der Frage nachgegangen werden, ob sich die Beziehung von Basisstörungen zu Minus-Symptomen und hier vor allem zu kognitiven Störungskategorien mit einem anderen Fremdbeurteilungsinstrument, der SANS-Skala, bestätigen läßt. Die SANS-Skala sieht bekanntlich eine Differenzierung in fünf Subskalen vor. Wie bereits erläutert (s. Abschn. 4.2.1), wird die Subskala „Alogia" und „Attentional impairment" (Aufmerksamkeitsstörungen) den kognitiven, die übrigen Subskalen den affektiven Symptombereichen zugeordnet. Entsprechend der naheliegenden Hypothese, daß es sich im FBF-Summenscore vorwiegend um kognitive Störungsbereiche handelt, würde zu erwarten sein, daß zu den Subskalen „Alogie" und „Aufmerksamkeitsstörungen" eine höhere Korrelation besteht als zu den affektiven Störungsbereichen der SANS-Skala. Setzt man die Subskalen der SANS-Skala mit dem Summenscore des FBF in Beziehung, so ergibt sich folgendes (Tabelle 30): Es korrelieren die Faktoren der SANS-Skala, Alogie und Aufmerksamkeitsstörungen, durchgehend zu allen drei Zeitpunkten des postakuten Stadiums signifikant mit dem FBF-Summenscore. Dagegen besteht ein signifikanter Zusammenhang zu den übrigen, den affektiven Bereich der Minussymptomatik umfassenden Subskalen erst ab Zeitpunkt $t_2$, für die Apathie erst ab Zeitpunkt $t_3$. Zusammenfassend kann somit gesagt werden, daß die Basisstörungen (FBF) aufgrund der Korrelationsanalysen den engsten und einen durchgängig signifikanten Bezug zur Gruppe der kognitiven Minussymptome aufweisen.

## 8.3 Einflußfaktoren auf den postakuten Restitutionsverlauf der Basisstörungen

In die Analyse der Einflußfaktoren hinsichtlich des restitutiven Verlaufs der Basisstörungen im postakuten Stadium werden prämorbide sowie akut-morbusbezogene Variablen im Sinne unabhängiger Variablen einbezogen, wie es dem oben dargelegten Untersuchungskonzept entspricht. Die unabhängigen Variablen, die einbezogen werden, sowie die Art der gewählten Dichotomisierung sind in der Tabelle 27 aufgeführt und bereits erwähnt worden. Entsprechend dem Prozeßcharakter der Fragestellung wird die im methodischen Teil erörterte zweifaktorielle Varianzanalyse mit Meßwiederholung angewandt (s. Abschn. 5.4).

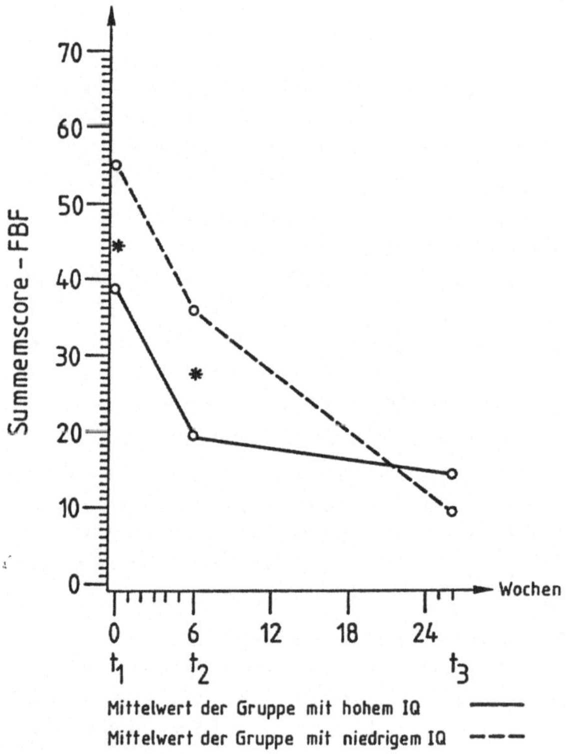


**Abb. 7.** Verlaufsdiagramm der FBF-Summenscores (Arithmetische Mittelwerte) bei Extremgruppenbildung mit hohem IQ ($> = 104$) versus niedrigem IQ ($< = 97$). Abhängige Varianzanalyse (2faktoriell). Interaktion (Gruppe x Zeit): F = 5.89; df = 2,86; p = 0.005. Post-Tests, t-Tests: *p $\leq$ 0.005

Der Tabelle 28 kann entnommen werden, daß die meisten prämorbiden und akut-krankheitsbezogenen Variablen keinen signifikanten Einfluß auf den FBF-Verlauf des postakuten Basisstadiums erkennen lassen. Bemerkenswert ist jedoch, daß intelligentere Patienten postakut weniger Basisstörungen im FBF und einen rascheren Abfall auf ein zum Ende des Untersuchungszeitraumes gemeinsames Niveau zeigen (Abb. 7). Stellt man die Basisstörungen entsprechend unserem Ansatz in den Zusammenhang der klinischen Syndromatik, die sich zum einen in Plus- und Minussymptome, sodann in affektive und kognitive Komponenten gliedert, so zeigt sich die enge Beziehung der Basisstörungen zu fremdbeurteilten kognitiven Störungen in der durchgehend zu allen drei Meßzeitpunkten signifikanten Korrelation zum organischen Faktor des AMDP-Systems (Tabelle 29). Hierzu paßt das Ergebnis, daß der Verlauf der Basisstörungen von der Höhe des Intelligenzquotienten, einem wesentlichen Faktor kognitiver Verarbeitungskapazität, abhängig ist.


## 8.4 Der postakute Restitutionsverlauf
### der kognitiven Plus-Symptomatik

Das paranoid-halluzinatorische Syndrom ist ausgehend vom Untersuchungsansatz als Repräsentant der kognitiven Plussymptomatik anzusehen. Dabei ist entsprechend der Definition des postakuten Stadiums nicht primär an produktive paranoid-halluzinatorische, vielmehr an stereotyp im Leerlauf fortbestehende und durch fehlende affektive Unterlegung gekennzeichnete paranoide und halluzinatorische Syndrome zu denken. Die paranoid-halluzinatorische Symptomatik fällt im postakuten Verlauf zunächst rasch, dann langsamer ab (Abb. 5). Im folgenden ist nunmehr zu prüfen, welche Faktoren einen nachweisbaren Einfluß auf den Verlauf des paranoid-halluzinatorischen Syndroms ausüben. In die Analyse der Einflußfaktoren werden wiederum prämorbide sowie akut-morbusbezogene Variablen entsprechend dem Untersuchungskonzept einbezogen. Die unabhängigen Variablen und die Kriterien der Subgruppenbildung zeigt die Tabelle 27. Der bereits erläuterten Tabelle 28 können folgende Ergebnisse entnommen werden: Ein signifikanter Interaktionseffekt ließ sich hinsichtlich bestimmter Persönlichkeitsvariablen, prämorbide Persönlichkeit, Intelligenz und prämorbide soziale Anpassung belegen sowie hinsichtlich der prämorbiden psychosozialen Belastung. Dieser Umstand spricht dafür, daß das paranoid-halluzinatorische Syndrom im postakuten Verlauf von vielfältigen prämorbiden Einflußfaktoren mitdeterminiert ist. Besonders bemerkenswert ist, daß das paranoid-halluzinatorische Syndrom in der Gruppe der Patienten mit hohem IQ postakut schneller abklingt (Abb. 8). Offensichtlich ist somit auch die Rückbildung der kognitiven *Plus*symptomatik vom prämorbiden Intelligenzquotienten, als einem anerkannten Indikator kognitiver Verarbeitungskapazität, abhängig. Dies ist von besonderem Interesse deshalb, weil hinsichtlich der kognitiven *Minus*symptome ebenfalls der Einfluß des prämorbiden Intelligenzquotienten von Belang war. Restitutive Vorgänge im kognitiven Störungsbereich (Plus- und Minussymptomatik) hängen demnach beide wesentlich von der prämorbiden Intelligenz, die als Ausdruck einer vorgegebenen kognitiven Verarbeitúngskapazität gelten darf, sowie dem Zeitfaktor ab. Offen ist indessen die Frage, wie die Rückbildung der kognitiven Störungen mit der affektiven Syndromatik verbunden ist, und zuvor, welcher Stellenwert überhaupt affektiven Komponenten bei der Rezidivierung, Konsolidierung und möglicherweise auch Chronifizierung zukommt.

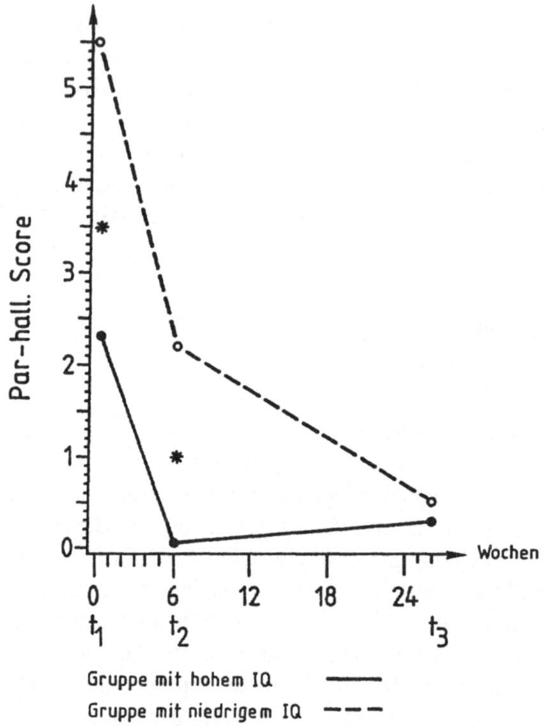


**Abb. 8.** Verlaufsdiagramm der Summenscores (AMDP) des paranoid-halluzinatorischen Syndroms (arithmetische Mittelwerte) bei Extremgruppenbildung mit hohem IQ ($>$ = 104) versus niedrigem IQ ($<$ = 97). Abhängige Varianzanalyse (2faktoriell). Interaktion (Gruppe x Zeit): $F = 5.36$; $df = 2.86$; $p = 0.006$. Post-Tests, t-Tests: $*p \leq 0.05$

# 9 Affektive Syndromkomponenten im postakuten Stadium

## 9.1 Depressive und manische Stimmungsverschiebungen in schizophrenen Verläufen

Die Bedeutung der Affektivität für die Typizität des Langzeitverlaufs ist weitgehend unbestritten. So konnte gezeigt werden, daß ein hoher initialer Affektivitätsscore zu einem cher geringgradigen residualen Apathiesyndrom korrespondiert (Mundt 1985). Hinsichtlich kognitiver Plussymptome ist die affektive Unterlegung von elementarer Bedeutung für die prognostische Bewertung. Ist eine paranoid-halluzinatorische bzw. kognitive Plussymptomatik stimmungs- bzw. affektkongruent, folgt daraus eine andere prognostische und psychopathologische Bewertung als bei derselben kognitiven Plussymptomatik ohne affektive bzw. bei inadäquater affektiver Unterlegung (Tsuang und Winokur 1974). Weniger beachtet wurde bisher der andere Stellenwert der Affektivität im Kurzstreckenverlauf bzw. während der postakuten Verlaufsstrecke. In den Vordergrund rückt hier das Zusammenspiel der affektiven Plus- und Minussymptomatik bezüglich der Rezidivneigung bzw. der Konsolidierung.

Die Feststellungen hinsichtlich der Verlaufsmuster von einzelnen affektiven Komponenten, und hier insbesondere der Depressivität, divergieren in der Literatur erheblich. Kontrovers blieben auch die ätiopathogenetischen Hypothesen, die sich im allgemeinen auf das Verlaufsmuster und den Stadienbezug stützen. Während hinsichtlich der im späteren Verlauf der Schizophrenie auftretenden depressiven Verstimmung die hohe ätiopathogenetische Bedeutung einer neuroleptischen Langzeitbehandlung nahezu unbestritten ist (Ayd 1975; Floru 1978; Pietzker 1978; Hartmann et al. 1979; Müller 1981), bestehen bezüglich der frühen Verlaufsformen erhebliche Kontroversen. Die naheliegendste Erklärung für die Divergenzen liegt in dem Vorkommen zahlreicher Verlaufsweisen mit jeweils unterschiedlicher ätiopathogenetischer Akzentuierung. Helmchen und Hippius (1967) stellten in 25% der Schizophrenien in der 4. bis 10. Woche der Behandlung depressive Symptome fest und legten das ätiopathogenetische Schwergewicht auf die in dieser Krankheitsphase eingeleitete neuroleptische Behandlung („pharmakogene Depression"). Bezüglich der neuroleptisch bedingten Depressivität sind im übrigen typologisch die pharmakogene Depression im weiteren Sinne (Ayd 1975; Helmchen und Hippius 1967, 1969) und die sog. „akinetic depression" (Putten und May 1978) sowie die „Akinesia" (Rifkin et al. 1975) zu unterscheiden. Letztere sind solche Verstimmungen, die erst dann auftreten, wenn bereits eine erkennbare, neuroleptisch bedingte, extrapyramidale Hemmungssymptomatik eingetreten ist. Heinrich (1969) und Floru et al. (1975) sahen den Häufigkeitsgipfel im 3. bis 4. Monat der Behandlung und interpretierten diese Verstimmungen multikonditional als „postremissive Erschöpfungssyndrome".

Möller und von Zerssen (1981a,b, 1986) stellten zwischen stationärer Aufnahme und Entlassung eine Abnahme der Häufigkeit der Depressivität fest, ebenso Shanfield et al. (1970), Hirsch und Knights (1982) sowie Bowers und Astrachan (1967), was als Ausdruck des engen Bezuges der Depressivität zum Morbus- bzw. Prozeßgeschehen gedeutet wurde. Strian, Heger und Klicpera (1982) konnten mittels eines Selbstbeurteilungsinstruments (BfS: von Zerssen 1976) sechs Verlaufstypen unterscheiden, wobei der häufigste, sog. Initialtyp (46,6%), ein Abklingen der Depressivität im stationären Verlauf zeigte. Der latente Typ (18%) war dagegen durch ein Neuauftreten der Depressivität im weiteren Verlauf und der persistierende Typ durch eine durchgängige, etwa plateauförmige Depressivität gekennzeichnet. Teilaspekte dieser Typologie wurden durch die mittels Fremd- und Selbstbeurteilungsverfahren durchgeführten Analysen der Verlaufsstruktur der Depressivität von Möller und von Zerssen (1981 a,b; 1986) bestätigt. So ergaben die Häufigkeitsanalysen bei Aufnahme bedeutend häufiger schwere und mäßig depressive Syndrome (50% bzw. 74%) als bei Entlassung (21% bzw. 61%). Verschlechterungen in der Fremdbeurteilung zwischen Aufnahme und Entlassung ergaben sich nur in 9%, in der Selbstbeurteilung in 15% der Fälle. Grundsätzlich wird durch diese Befunde das Vorkommen der frühen pharmakogenen Depression zwar nicht in Frage gestellt, sie stellen jedoch die quantitativ geringere Bedeutung klar heraus und weisen überdies auf zusätzliche pathogenetische Faktoren u.a. morbogener Art hin.

Bemerkenswert häufig wurde über eine Entwicklung der Depressivität erst nach Sistieren der Akutsymptomatik berichtet (Bowers und Astrachan 1967; Steinberg et al. 1967). Steinberg et al. (1967) und Müller (1978) sahen das Maximum der Depressivität unmittelbar nach Rückgang der psychotischen Symptome. Ähnliche Befunde waren schon früher, insbesondere von psychodynamisch orientierten Autoren, z.T. unter Berufung auf Mayer-Gross (1920), der die depressive Verzweiflung als einen Verarbeitungsmodus der erlittenen Psychose auffaßte, berichtet worden. So unterschied Eissler (1951) zwei Stadien der Schizophrenie, eine Initialphase mit akuter Symptomatik und eine Phase relativer klinischer Stummheit („Phase of relative clinical muteness"). Psychotherapeutische Möglichkeiten wurden vor allem in der zweiten Phase gesehen. Semrad (1966) beschrieb gleichfalls im psychotherapeutischen Zusammenhang ein 9- bis 12monatiges depressiv unterlegtes postakutes Stadium, während dessen sich die verlorengegangenen Objektbeziehungen wieder herstellten. Kayton (1976), Sachar 1970) und Docherty (1978) vertraten im Rahmen von Stadienmodellen die Auffassung, daß der akuten psychotischen Desorganisation die postpsychotische Regression, im Sinne einer anaklitischen Depression (Sachar) bzw. Restriktion (Docherty) regelhaft folge, ehe es im günstigsten Fall zur völligen Restitution komme. Diese Konzeptionen sahen die passagere Depressivität als, wo nicht dem Krankheitsgeschehen unmittelbar, so doch dem Restitutionsvorgang inhärent an.

Der Verlauf manischer Verstimmungen innerhalb der nosologisch vorgezeichneten Grenzen der Schizophrenie, deren bevorzugtes Auftreten, deren Persistenz, Rückbildungstendenzen und Remanifestierung, ist in wissenschaftlichen Untersuchungen bisher weit weniger beachtet worden. Immerhin erwähnte Huber et al. (1979) unter der Symptomatik gemischter Residuen in 23,5% eine Neigung zu subdepressiven und hypomanischen Verstimmungen und führte in der Liste substratnaher Symptome „fluktuierende Verstimmungen" auf (Gross et al. 1982). Ebenso wurde in Prodromalstadien ein Wechsel von Hypo- und Hyperphasen, also eine Auslenkung der Antriebs-Stimmungslage von der Mittellage mit Auswirkung auf Leistungsfähigkeit und Befinden beschrieben (Huber et al. 1979). Wenn Koehler und Seminario (1979) einen hohen Prozentsatz affektiver Symptome bei sog. „Schneiderpositiven Schizophrenien" feststellten, so kann dies als Hinweis darauf gelten, daß innerhalb der so gefaßten diagnostischen Auffassung affektive Antriebs-Stimmungsschwankungen nicht selten sind. Dies gilt – rein deskriptiv – unbeschadet der Tatsache, daß die Autoren selbst die Konsequenzen auf der Ebene nosologischer Diagnostik zogen, d.h. jene affektive Symptombeimengung als Argument werteten, das gegen eine Zuordnung zum schizophrenen Formenkreis sprach. Auf die Möglichkeit einer affektiven Unterlegung bei Schizophrenien wiesen in neuerer Zeit eine Reihe von Autoren hin (Astrup und Noreik 1966; Leonhard 1975, 1980; Winokur 1975). Carr (1983) ordnete in seinem Entwurf eines schizophrenen Restitutionsmodells Aktivierung und Hemmung auf einer Dimension polar an. Er wies in diesem Zusammenhang auf die Möglichkeit eines plötzlichen Umschlags im Sinne eines Umschaltvorganges („Switch Process") hin.

## 9.2 Depressive und manische Syndromatik im postakuten Stadium

Es ist aus den oben dargelegten Gründen sicher von zentralem Interesse, die Verlaufscharakteristika der einzelnen affektiven Syndromkomponenten im postakuten Stadium zu untersuchen. Das akute Stadium wurde hierbei, da diesbezüglich Daten retrospektiv herangezogen werden konnten, zusätzlich berücksichtigt. Im folgenden wurde daher zunächst die durchschnittliche Verlaufsgestalt der affektiven Symptomatik, der Depressivität, der Manie und der Apathie, dargestellt. Sodann wurde eine Typologie depressiver und manischer Merkmalsträger zu den Zeitpunkten $t_0$ bis $t_3$ gebildet und die daraus sich ergebenden Einzelverläufe untersucht. Diese Vorgehensweise, zustandsbildlich bestimmte psychopathologische Merkmalsträger zu definieren und danach die daraus resultierenden Einzelverläufe zu untersuchen, unterscheidet sich von dem in der Literatur häufiger durchgeführten Verfahren, „inhaltlich bedeutsame Verlaufstypen" (Schubart et al. 1986) von vornherein zu definieren. Ein solcher Ansatz ist immer dann vertretbar, wenn der spezielle psychopathologische Bezugsrahmen inhaltlich nicht problematisiert werden soll. Geht es jedoch, wie in der vorliegenden Fragestellung, um den Aufbau und die Regelhaftigkeiten des Verlaufs der psychopathologischen Bestände selbst, muß die Analyse der Sequenzen real vorkommender Einzelverläufe Vorrang haben.

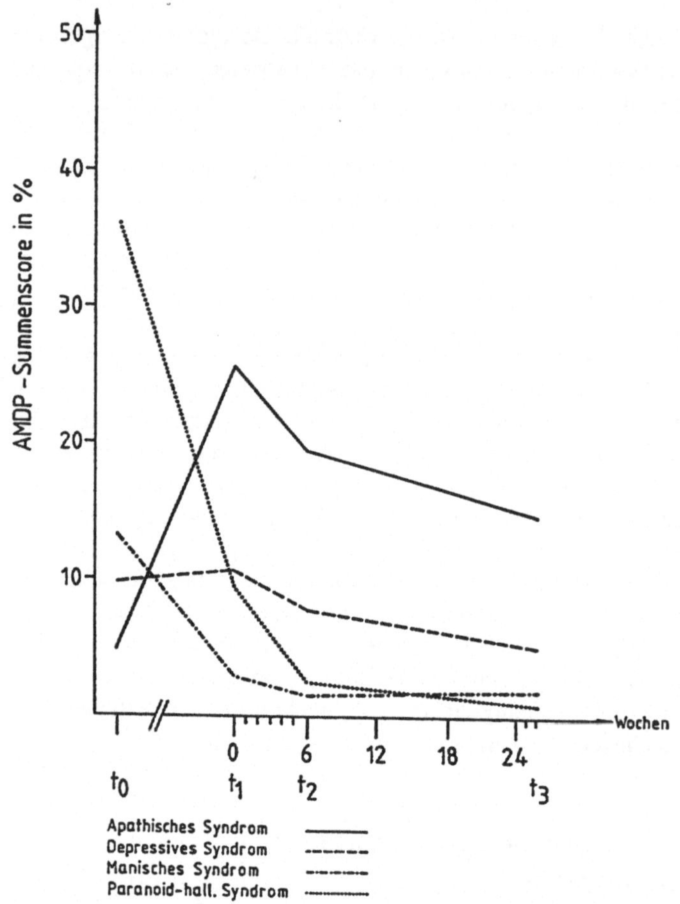


**Abb. 9.** Verlaufsdiagramm der affektiven Syndrome, Depressivität, Manie und Apathie. Zusätzlich wurde als Bezugspunkt von klinischem Interesse das paranoid-halluzinatorische Syndrom eingezeichnet. Eingetragen sind die Mittelwerte der AMDP-Faktorenscores zu den Meßzeitpunkten $t_0$ bis $t_3$

Zur Orientierung über die Verlaufsstruktur der interessierenden affektiven Komponenten sind zunächst die Durchschnittssyndromprofile (AMDP-System) zu den Zeitpunkten $t_0$, bei der Aufnahme im akuten Stadium, sowie postakut zu den drei Meßzeitpunkten $t_1$ bis $t_3$ heranzuziehen (Abb. 5). Greifen wir das depressive, das manische, das apathische und paranoid-halluzinatorische Syndrom, letzteres als Indikator des Ausprägungsgrades der Plussymptomatik, heraus und stellen diese im Verlauf dar, so ergibt sich folgendes (Abb. 9): Die Verlaufsstrukturen der Mittelwerte im akuten und postakuten Stadium heben sich deutlich voneinander ab. Während im akuten Stadium das paranoid-halluzinatorische Syndrom und das apathische Syndrom sich gegenläufig verhalten, die Depressivität plateauförmig im Mit-

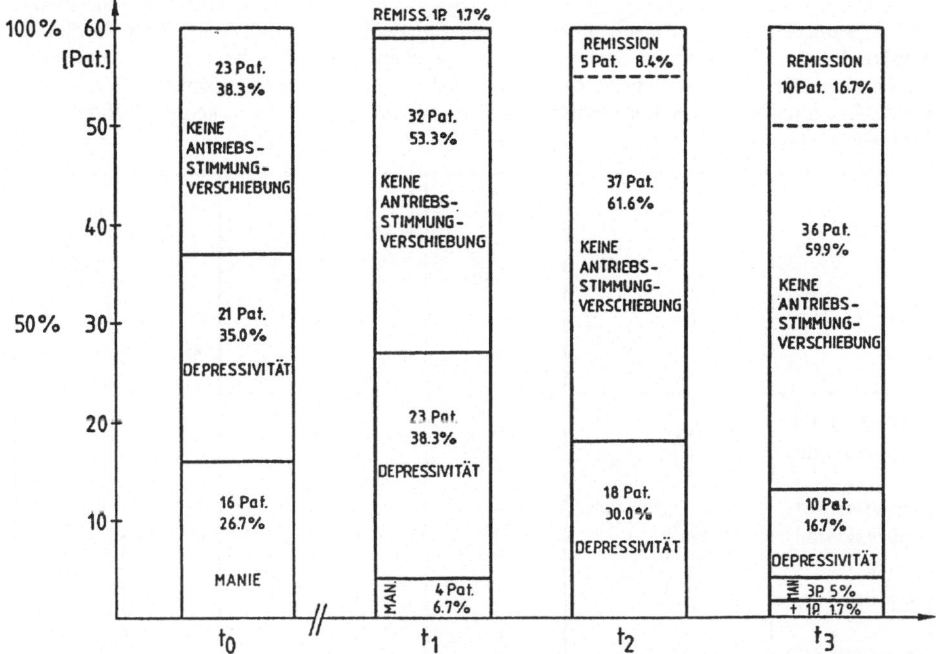


Abb. 10. Typologie der Affektlage im akuten und postakuten Verlauf: Häufigkeiten und relative Häufigkeiten der affektiven Syndrome, Depressivität und Manie, sowie der Syndrome ohne depressive bzw. manische Antriebs-Stimmungsverschiebungen (Definition auf der Basis der AMDP-Syndromscores) zu den Zeitpunkten $t_0$ bis $t_3$

tel etwa gleich hoch bleibt, sinken im postakuten Stadium alle Durchschnittssyndromscores annähernd parallel, zunächst rasch, dann langsamer ab.

Die in den Durchschnittssyndromprofilen (Abb. 5) aufgeführten Standardabweichungen deuten auf eine nicht unerhebliche Variabilität der Zustandsbilder hin. Es wurden daher für die Zeitpunkte $t_0$ bis $t_3$ für das depressive und das manische Syndrom Typen gebildet. Sie wurden bezüglich der Intensitätsausprägung arbitrarisch so definiert, daß Merkmalsträger eine Syndromausprägung von mindestens 11% des maximalen Syndromscores aufwiesen. Die Ausprägung der Mindestintensität wurde in Anlehnung an Möller und von Zerssen (1986), die das IMPS-System anwandten, gewählt. Damit ergaben sich zu den Zeitpunkten $t_0$ bis $t_3$ die aus der Abb. 10 ersichtlichen relativen und absoluten Häufigkeiten der Merkmalsträger von Depressivität und Manie. Man sieht insbesondere, daß die Häufigkeit der depressiven Patienten sich von Meßzeitpunkt zu Meßzeitpunkt zunächst nur geringfügig ändert und erst zum Zeitpunkt $t_3$ deutlich zurückgeht. Da keine ausgesprochenen Häufigkeitsgipfel festzustellen sind, bedarf es im Blick auf eine sinnvolle klinische Interpretation um so dringlicher detaillierter Informationen über Verlaufsübergänge. Erwartungsgemäß nimmt die Häufigkeit manischer Syndrome vom akuten zum postakuten Stadium hin ab, im späteren Verlauf des postakuten Sta-

**Tabelle 31.** Häufigkeiten kategorialer Veränderungen zwischen den entsprechenden Untersuchungszeitpunkten: $t_0 \rightarrow t_1$ entspricht der Änderung zwischen $t_0$ und $t_1$ etc. Zum Vergleich wurden die von Möller und v. Zerssen (1986) angegebenen Häufigkeiten der entsprechenden Typen eingefügt. Zu beachten ist, daß Möller und v. Zerssen Änderungsmuster (Verbesserung, Gleichbleiben, Verschlechterung der Depressivität [IMPS] zwischen Aufnahme und Entlassung) angeben

| | $t_0 \rightarrow t_1$ | | Möller und v. Zerssen (1986) | $t_1 \rightarrow t_2$ | | $t_2 \rightarrow t_3$ | |
|---|---|---|---|---|---|---|---|
| | N | % | % | N | % | N | % |
| Rückgang der Depressivität | 6 | 10 | 35 | 17 | 28,3 | 13 | 21,3 |
| Einsetzen der Depressivität | 5 | 8,3 ⎱ | 9 | 11 | 18,3 ⎱ | 6 | 10 ⎱ |
| Manie → Depressivität | 4 | 6,7 ⎰ 15 | | 1 | 1,7 ⎰ 20 | - | - ⎰ 10 |
| Persistenz der Depressivität | 14 | 23,3 | 56 | 6 | 10 | 4 | 7 |
| Persistenz der Manie | 3 | 5 | | - | - | - | - |
| Rückgang der Manie | 9 | 15 | | 3 | 5 | - | - |
| Depressivität → Manie | 1 | 1,7 | | - | - | - | - |
| Einsetzen der Manie | - | - | | - | - | 3 | 5 |
| Persistenz der Syndrome ohne depressive bzw. manische Stimmungsstörung | 18 | 30 | | 22 | 36,7 | 33 | 55 |
| Sonstiges | | | 11 | | | 1 | 1,7 |

diums jedoch wieder leicht, wenn auch nicht signifikant, zu. Es wird dadurch deutlich, daß ohne die Berücksichtigung der manischen Affektivität und der Bestimmung ihres Verhältnisses zur Depressivität eine Beschreibung der affektiven Verlaufscharakteristik unvollständig bleibt. Von Bedeutung ist daher die Art und Häufigkeit real vorkommender Verlaufstypen mit affektiver Symptomatik. Eine Übersicht gibt die Tabelle 31. Sie führt die Häufigkeiten der Übergänge zwischen den Meßzeitpunkten, geordnet nach Übergangstypen auf. Bemerkenswert ist der Rückgang depressiver Merkmalsträger während des akuten Stadiums zwischen $t_0$ und $t_1$ bei sechs Patienten (10%). Häufiger war jedoch ein bei neun Patienten (15%) festzustellendes Neuauftreten der Depressivität. Darunter waren vier Patienten mit einem Wechsel von Manie zu Depressivität. In späteren Verlaufsabschnitten überwogen Patienten, die einen Rückgang der Depressivität aufwiesen.

Zusätzlich aufschlußreich ist das Ergebnis der Berechnung von Übergangswahrscheinlichkeiten von einem bestimmten affektiven Zustand im akuten Stadium ($t_0$) in einen anderen nach 6monatigem Verlauf des postakuten Stadiums ($t_3$). Wie ein Blick auf das Säulendiagramm (Abb. 10) zeigt, dominieren zu allen Zeitpunkten Patienten ohne affektive Plussymptomatik, am Ende der Beobachtungszeit ($t_3$) mit 59,9%. Wie aus der Abb. 11 entnommen werden kann, ist der Übergang in einen Zustand ohne Antriebsstimmungsverschiebung, der zum Zeitpunkt $t_3$ mit 62% vertreten ist (durch das Auswerteprogramm bedingt ist ein zu diesem Zeitpunkt verstorbener Patient unter dieser Kategorie miterfaßt worden), signifikant häufiger als der Übergang in manische, depressive und alle übrigen Zustandsbilder, die zusammen 38% ausmachen ($\alpha = 5\%$; Macht 94%; zweiseitiger Test). Die 95%-Vertrauensgrenzen der relativen Häufigkeiten der einzelnen Kategorien zum Zeitpunkt $t_3$ sind der Abb. 11 zu entnehmen. Diese Aussage spiegelt sich in der differenzierenden Darstellung der einzelnen Übergangsmodi wider (Tabelle 32). Es bleibt festzuhalten, daß der Übergangsmodus hin zu einem Zustand ohne nennenswerte affektive Syndromausprägung, ausgehend von allen ursprünglichen Zuständen (neutral, depressiv, manisch) dominiert. Bei 70% der Patienten, die zum Zeitpunkt $t_0$, also während der akuten Erkrankung, keine nennenswerte Antriebsstimmungsverschiebung aufwiesen, fehlte auch zum Zeitpunkt $t_3$ eine solche. 62% der Patienten, die zunächst im akuten Zustand eine depressive Syndromausprägung zeigten, hatten zum Zeitpunkt $t_3$ keine depressive oder manische Syndromausprä-

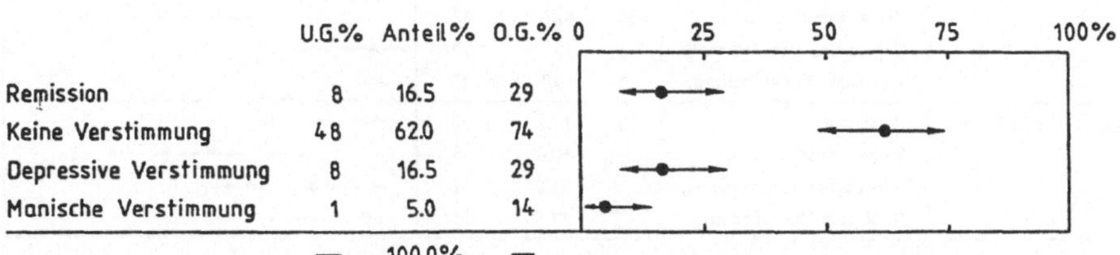



**Abb. 11.** Die Häufigkeiten affektiver Zustandsbilder und von Remissionen zum Zeitpunkt $t_3$. Eingezeichnet sind die 95-%-Vertrauensbereiche der relativen Häufigkeiten der einzelnen zustandsbildlichen Kategorien (U.G. = Untere Grenze; O.G. = Obere Grenze)

**Tabelle 32.** Übergangsmodi affektiver Zustände: In Beziehung gesetzt wurden die Zustände des akuten Krankheitsstadiums ($t_0$) mit den entsprechenden Zuständen am Ende der Beobachtungszeit des postakuten Stadiums ($t_3$). In der Tabelle angegeben sind die Häufigkeiten und relativen Häufigkeiten der Übergangsmodi

| Akuter Zustand ($t_0$) | Ende der Beobachtungszeit ($t_3$) | | | | | | | | Summe | |
| | Remission | | Keine Verstimmung | | Depressive Verstimmung | | Manische Verstimmung | | | |
| | N | % | N | % | N | % | N | % | N | % |
|---|---|---|---|---|---|---|---|---|---|---|
| Keine Verstimmung | 2 | 9 | 16 | 70 | 4 | 17 | 1 | 4 | 23 | 100 |
| Depressive Verstimmung | 6 | 28 | 13 | 62 | 2 | 10 | 0 | 0 | 21 | 100 |
| Manische Verstimmung | 2 | 12,5 | 8 | 50 | 4 | 25 | 2 | 12,5 | 16 | 100 |
| Summe | 10 16,5 % | | 37 62 % | | 10 16,5 % | | 3 5 % | | 60 100 % | |

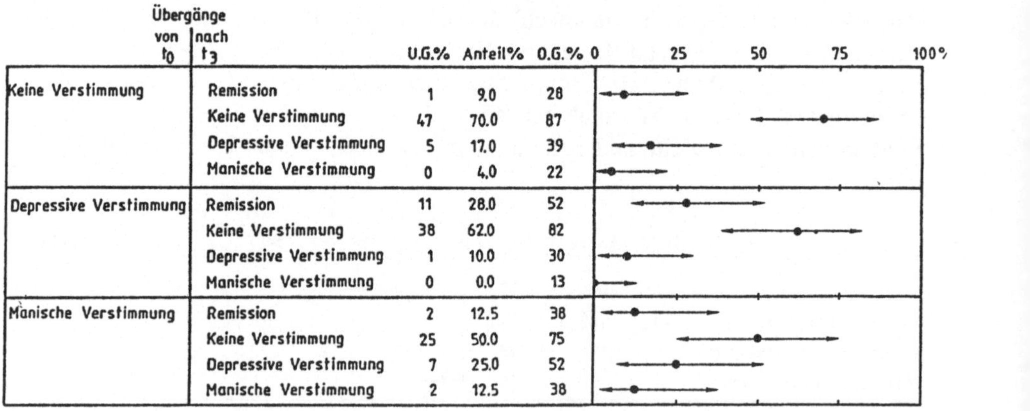

**Abb. 12.** Relative Häufigkeiten der Übergangsmodi affektiver Zustände von $t_0$ (akute Erkrankung) nach $t_3$ (postakutes Stadium). Aufgeführt sind die 95%-Vertrauensbereiche (U.G. = Untere Grenze; O.G. = Obere Grenze) der relativen Häufigkeiten der einzelnen in Betracht kommenden Übergangsmodi

gung mehr. Dasselbe traf für 50% der Patienten zu, die während der Akut-Erkrankung eine manische Syndromausprägung aufwiesen. Diese drei Anteile (Übergangsmodi) sind nicht signifikant voneinander verschieden. Die Übergangswahrscheinlichkeiten mit den entsprechenden Vertrauensgrenzen von 95% sind der Abb. 12 zu entnehmen. Hervorzuheben ist, daß der zweithäufigste Übergangsmodus, ausgehend $(t_0)$ von fehlender Antriebsstimmungsverschiebung und von manischer Syndromausprägung beide Male derjenige ist, der zum Zeitpunkt $t_3$ die Merkmalsausprägung Depressivität zeigt; ausgehend $(t_0)$ von den Merkmalsträgern mit initialer Depressivität ist jedoch die zweithäufigste Übergangsform diejenige, die zur Remission führt. Obwohl sich diese Übergangsmodi nicht signifikant von den übrigen unterscheiden, verdient der Befund unter psychopathologischem Gesichtswinkel Beachtung. Er weckt Interesse dafür, durch eine zusätzliche Analyse der Einzelverläufe weiteren Aufschluß über die natürliche Typizität der Syndromsequenzen zu erhalten.

Die Darstellung der Einzelverläufe ergab folgendes:

1. Sieben von 16, entsprechend 44% der Patienten, die den Übergangsmodus von der stimmungsantriebsneutralen $(t_0)$ zu derselben Kategorie $(t_3)$ aufwiesen, zeigten auch zwischenzeitlich keine Antriebsstimmungsverschiebung. In den übrigen 9 Verläufen lag entweder postakut $(t_1)$ oder 6 Wochen später $(t_2)$ eine depressive Stimmungsauslenkung vor (Tabelle 33). Außerdem sind 4 Patienten ohne Antriebsstimmungsverschiebung zum Zeitpunkt $t_0$ zu erwähnen, die im weiteren Verlauf depressiv wurden und es bis zum Zeitpunkt $t_3$ auch blieben (Tabelle 35). In einem Fall war zu konstatieren, daß zum Zeitpunkt $t_3$ erstmals eine manische Stimmungsauslenkung auftrat (Tabelle 36). Zwei Patienten, die im akuten Zustand keine Antriebsstimmungsverschiebung aufwiesen und bei denen eine solche auch im weiteren Verlauf fehlte, waren zum Zeitpunkt $t_3$ vollständig remittiert (Tabelle 34).

2. Unter den 21 Verläufen (Tabelle 32), die mit Depressivität in der akuten Erkrankung $(t_0)$ begannen, sind Verlaufsweisen lange dauernder depressiver Verstimmung relativ häufig; diese tendieren trotzdem mit 13 Patienten überwiegend bis zum Zeitpunkt $t_3$, nach 6monatigem postakutem Verlauf, zu einem Zustand mit neutraler Antriebsstimmungslage (Tabelle 33). Bemerkenswert ist der bei dieser Gruppe relativ häufig vorkommende Übergang in Remission $(t_3)$, was in 6 Einzelverläufen festzustellen war (Tabelle 34). Selten, nämlich bei nur einem Patienten, war bei initialer Depressivität das Auftreten einer passageren, manischen Auslenkung im weiteren Verlauf (Tabelle 33). Selten waren Verläufe mit durchgehend vorliegender Depressivität (1 Patient) (Tabelle 35) sowie mit erneutem Auftreten von Depressivität zum Zeitpunkt $t_3$ nach passagerem Abklingen im Intervall (1 Patient) (Tabelle 35).

3. Auffallend war, daß die im akuten Stadium unter einer manischen Verstimmung leidenden 16 Patienten im allgemeinen einen schnelleren Rückgang der pathologischen Stimmungsauslenkung zeigten als primär depressive (Tabellen 33–36). Schon unmittelbar postakut $(t_1)$ waren hier ca. 56% der Fälle (9 Patienten von 16) zur affektiven Mittellage zurückgekehrt oder vollständig remittiert. Vier davon verschlechterten sich erneut, d.h. es handelte sich trotz scheinbarer Konsoli-

Übergangsmodus: Keine Antriebsstimmungsverschiebung $(t_0) \rightarrow$
Keine Antriebsstimmungsverschiebung $(t_3)$

| $t_0$ | $t_1$ | $t_2$ | $t_3$ | Fallzahl |
|---|---|---|---|---|
| — | — | — | — | 7 |
| — | ⌣ | — | — | 4 |
| — | — | ⌣ | — | 4 |
| — | ⌣ | ⌣ | — | 1 |
| | | | | 16 |

Übergangsmodus: Depressivität $(t_0) \rightarrow$ Keine Antriebsstimmungsverschiebung $(t_3)$

| $t_0$ | $t_1$ | $t_2$ | $t_3$ | Fallzahl |
|---|---|---|---|---|
| ⌣ | ⌣ | — | — | 4 |
| ⌣ | ⌣ | ⌣ | — | 3 |
| ⌣ | ⌣ | Rem | — | 2 |
| ⌣ | — | ⌣ | — | 2 |
| ⌣ | ⌢ | ⌣ | — | 1 |
| ⌣ | — | — | — | 1 |
| | | | | 13 |

Übergangsmodus: Manische Verstimmung $(t_0) \rightarrow$
Keine Antriebsstimmungsverschiebung $(t_3)$

| $t_0$ | $t_1$ | $t_2$ | $t_3$ | Fallzahl |
|---|---|---|---|---|
| ⌢ | — | — | — | 4 |
| ⌢ | ⌢ | — | — | 2 |
| ⌢ | ⌣ | — | — | 2 |
| | | | | 8 |

dierung um Patienten mit einer starken Tendenz zu erneuter affektiver Antriebsstimmungsverschiebung in monopolare oder in polar entgegengesetzte Richtung. Häufig waren auch unter den primär manischen ($t_0$) die Verläufe, die schließlich ($t_3$) in eine mittlere Antriebsstimmungslage ausmündeten (8 Patienten) (Tabelle 33). Zu erwähnen sind überdies 2 Ausgänge ($t_3$) in Remissionen (Tabelle 34), 4 Patienten mit Auftreten von Depressivität zum Zeitpunkt $t_3$ (Tabelle 35) sowie 2 Patienten mit (erneut) auftretender manischer Symptomatik zum Zeitpunkt $t_3$ (Tabelle 36). Im übrigen fand sich in der Subgruppe der primär, zum Zeitpunkt $t_0$, manischen Patienten auch die überwiegende Zahl der Patienten, die im weiteren Verlauf eine bipolare Antriebsstimmungsverschiebung zeigten, nämlich 8 Patienten von insgesamt 9 Patienten mit bipolarer Antriebsstimmungsverschiebung; d.h. nur 1 Patient wurde nachfolgend bipolar, ausgehend ($t_0$) von einer depressiven Verstimmung.

Zusammenfassend ergibt sich, daß eine initial manische Stimmungsauslenkung häufiger dazu tendiert, kurzfristig abzuklingen als eine initial depressive Verstimmung. Allerdings bedeutet der Rückgang eines manischen Syndroms häufig noch keine endgültige Konsolidierung; vielmehr kommt es nicht selten sehr bald zu erneuten Imbalancen der Antriebsstimmungslage. Die höchste Quote an Patienten in affektiver Mittellage bestand 6 Monate postakut aus solchen Patienten, die bereits zu Beginn keine Antriebsstimmungsverschiebung aufwiesen, die höchste Quote an Remissionen bei solchen, die zu Beginn eine depressive Syndromausprägung zeigten. Die Ergebnisse der Einzelfallanalyse fügen sich somit gut in die Vorstellung eines je unterschiedlichen affektiven Verlaufsstils schizophrener Psychosen, der sich bereits explizit im akuten Stadium ankündigt und in den Verlaufsmodi des postakuten Stadiums durchsetzt. Darüber hinaus liegt die Annahme nahe, daß affektive Komponenten bzw. die Beschaffenheit dynamischer Voraussetzungen ein bedeutsamer Faktor sind, über den sich die Rezidivierung anbahnt. Es liegt nahe zu fragen, ob hier möglicherweise bremsende Gegenregulationen fehlen, die bei Vorliegen von depressiver oder auch apathischer Affektivität gegeben sind. Im weiteren soll daher die affektive Minussymptomatik in die Überlegungen einbezogen werden.

**Tabelle 34.** Einzelverläufe, die in Remission ($t_3$) münden: Dargestellt sind die Einzelverläufe auf der Basis affektiver Syndrome (Sequenzen der Zustände), geordnet nach den Übergangsmodi entsprechend Tabelle 32. Es bezeichnen $t_0$ bis $t_3$ die Untersuchungszeitpunkte. Symbole für die zustandsbildlichen Kategorien:

— = Zustandsbild ohne depressive bzw. manische Antriebsstimmungsverschiebung;

⌣ = depressives Zustandsbild;

⌢ = manisches Zustandsbild; Rem = Remittiertes Zustandsbild

---

**Übergangsmodus: Depressivität ($t_0$) → Remission ($t_3$)**

| $t_0$ | $t_1$ | $t_2$ | $t_3$ | Fallzahl |
|---|---|---|---|---|
| ⌣ | ⌣ | — | Rem | 2 |
| ⌣ | ⌣ | ⌣ | Rem | 1 |
| ⌣ | — | Rem | Rem | 1 |
| ⌣ | — | — | Rem | 1 |
| ⌣ | — | ⌣ | Rem | 1 |
| | | | | 6 |

**Übergangsmodus: Keine Antriebsstimmungsverschiebung ($t_0$) → Remission ($t_3$)**

| $t_0$ | $t_1$ | $t_2$ | $t_3$ | Fallzahl |
|---|---|---|---|---|
| — | — | — | Rem | 2 |

**Übergangsmodus: Manische Verstimmung ($t_0$) → Remission ($t_3$)**

| $t_0$ | $t_1$ | $t_2$ | $t_3$ | Fallzahl |
|---|---|---|---|---|
| ⌢ | — | ⌣ | Rem | 1 |
| ⌢ | Rem | Rem | Rem | 1 |
| | | | | 2 |

**Tabelle 35.** Einzelverläufe, die in Zustände mit depressiver Verstimmung ($t_3$) münden: Dargestellt sind die Einzelverläufe auf der Basis affektiver Syndrome (Sequenzen der Zustände), geordnet nach den Übergangsmodi entsprechend Tabelle 32. Es bezeichnen $t_0$ bis $t_3$ die Untersuchungszeitpunkte. Symbole für die zustandsbildlichen Kategorien:

— = Zustandsbild ohne depressive bzw. manische Antriebsstimmungsverschiebung;

‿ = depressives Zustandsbild;

⁀ = manisches Zustandsbild; Rem = Remittiertes Zustandsbild

| Übergangsmodus: Keine Antriebsstimmungsverschiebung ($t_0$) → Depressivität ($t_3$) | | | | |
|---|---|---|---|---|
| $t_0$ | $t_1$ | $t_2$ | $t_3$ | Fallzahl |
| — | — | — | ‿ | 3 |
| — | — | ‿ | ‿ | 1 |
| | | | | 4 |

| Übergangsmodus: Depressivität ($t_0$) → Depressivität ($t_3$) | | | | |
|---|---|---|---|---|
| $t_0$ | $t_1$ | $t_2$ | $t_3$ | Fallzahl |
| ‿ | ‿ | ‿ | ‿ | 1 |
| ‿ | — | — | ‿ | 1 |
| | | | | 2 |

| Übergangsmodus: Manische Verstimmung ($t_0$) → Depressivität ($t_3$) | | | | |
|---|---|---|---|---|
| $t_0$ | $t_1$ | $t_2$ | $t_3$ | Fallzahl |
| ⁀ | — | ‿ | ‿ | 1 |
| ⁀ | ⁀ | — | ‿ | 1 |
| ⁀ | — | — | ‿ | 1 |
| ⁀ | ‿ | — | ‿ | 1 |
| | | | | 4 |

**Tabelle 36.** Einzelverläufe, die in Zustände mit manischer Verstimmung ($t_3$) münden: Dargestellt sind die Einzelverläufe auf der Basis affektiver Syndrome (Sequenzen der Zustände), geordnet nach den Übergangsmodi entsprechend Tabelle 32. Es bezeichnen $t_0$ bis $t_3$ die Untersuchungszeitpunkte. Symbole für die zustandsbildlichen Kategorien:

  —    = Zustandsbild ohne depressive bzw. manische Antriebsstimmungsverschiebung;

  ∪    = depressives Zustandsbild;

  ∩    = manisches Zustandsbild; Rem = Remittiertes Zustandsbild

| Übergangsmodus: Keine Antriebsstimmungsverschiebung ($t_0$) → Manische Verstimmung ($t_3$) | | | | |
|---|---|---|---|---|
| $t_0$ | $t_1$ | $t_2$ | $t_3$ | Fallzahl |
| — | — | — | ∩ | 1 |

| Übergangsmodus: Manische Verstimmung ($t_0$) → Manische Verstimmung ($t_3$) | | | | |
|---|---|---|---|---|
| $t_0$ | $t_1$ | $t_2$ | $t_3$ | Fallzahl |
| ∩ | — | — | ∩ | 1 |
| ∩ | ∪ | — | ∩ | 1 |
| | | | | 2 |

## 9.3 Einfach-apathische und gemischte Insuffizienzsyndrome im postakuten Stadium

Die Auffassungen zur Verlaufscharakteristik der apathischen Symptomatik sind in neuerer Zeit wieder in Bewegung geraten. Huber relativierte die zunächst vertretene Auffassung, daß die dynamischen Defizienzen des reinen Residuums – die Reversibilität derselben in Basisstadien stand ohnehin außer Frage – immer irreversibel seien. Hierzu steht die Konzeption der sog. Negativ-Symptome in klarem Kontrast, insofern als bei jenen definitionsgemäß Irreversibilität angenommen wird. Immerhin ist bemerkenswert, daß ein Autor wie Carr (1983), dem der Problemstand des Konzeptes negativer Symptomatik gut vertraut sein dürfte, unter dem Terminus „Inhibition", einem der Aktivation polar entgegengesetzten Syndrom, nicht depressive, sondern negative Symptome faßt. Dies darf so verstanden werden, daß hier nicht von einer unumstößlichen Persistenz der Symptomatik der Inhibition, resp. Negativ-Symptomatik, ausgegangen wird. Für die Richtigkeit dieser Auffassung sprechen Befunde, die ergeben haben, daß erst in späteren Verlaufsabschnitten der Schizophrenie die residuale Symptomatik, insbesondere die Apathie, relativ stabil ist (Mundt 1985). Berücksichtigt werden muß bei der Erfas-

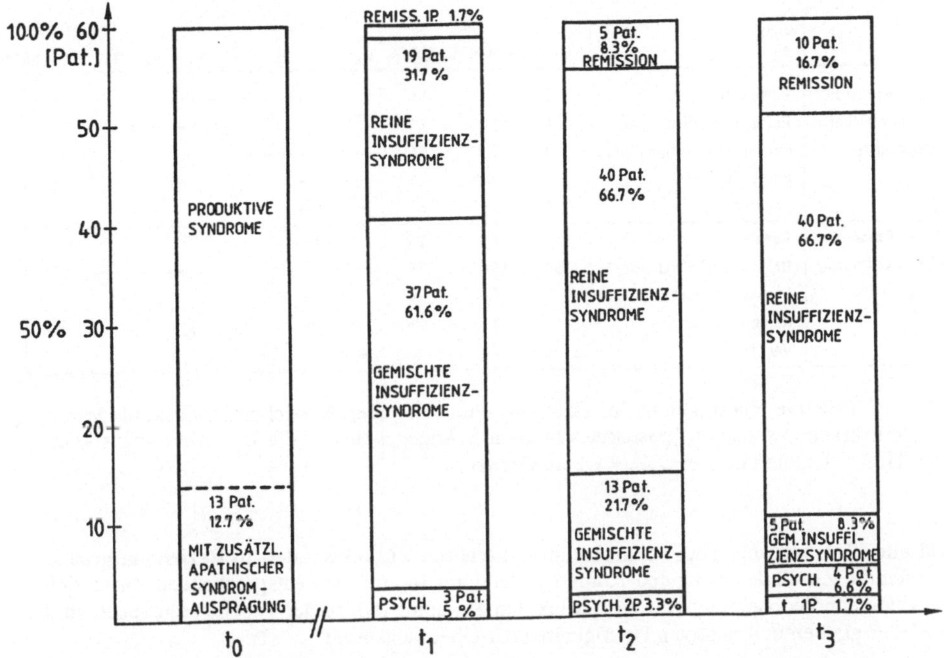

**Abb. 13.** Produktiv paranoid-halluzinatorische Syndrome ohne und mit zusätzlicher apathischer Syndromausprägung zum Zeitpunkt t$_0$ (akutes Stadium). Reine Insuffizienzsyndrome (Apathische Syndrome) und gemischte Insuffizienzsyndrome (mit zusätzlicher paranoid-halluzinatorischer Syndromausprägung) sowie reine Psychosen und Remissionen im postakuten Verlauf (t$_1$ bis t$_3$). Angegeben sind die Häufigkeiten und relativen Häufigkeiten zu den Zeitpunkten t$_0$ bis t$_3$

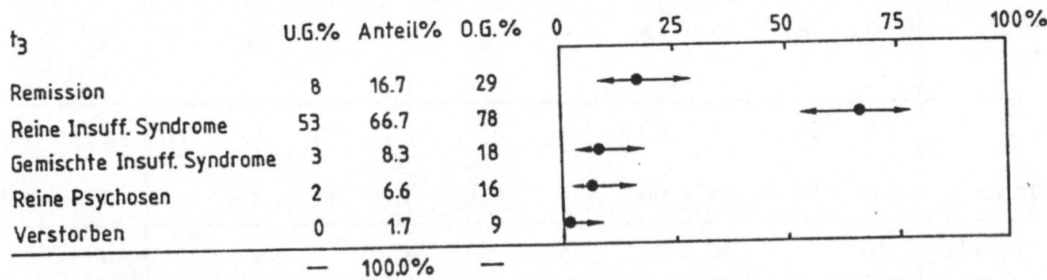

**Abb. 14.** 95%-Vertrauensbereiche der relativen Häufigkeiten der oben bezeichneten zustandsbildlichen Kategorien zum Zeitpunkt t$_3$ (U.G. = Untere Grenze; O.G. = Obere Grenze)

sung der Insuffizienzsymptomatik allerdings stets, daß die Abgrenzung von depressiver Symptomatik schwierig ist (Schmid et al. 1982).

Die Fokussierung des Interesses auf den Verlaufsstil der genannten Syndromaspekte sollte in erster Linie einer Bestimmung des Verhältnisses von paranoider Symptomatik, als persistierender Folge der akuten Psychose, und der apathischen Syndromatik, als Ausdruck einer hypostasierten affektiven Bremsung und insofern

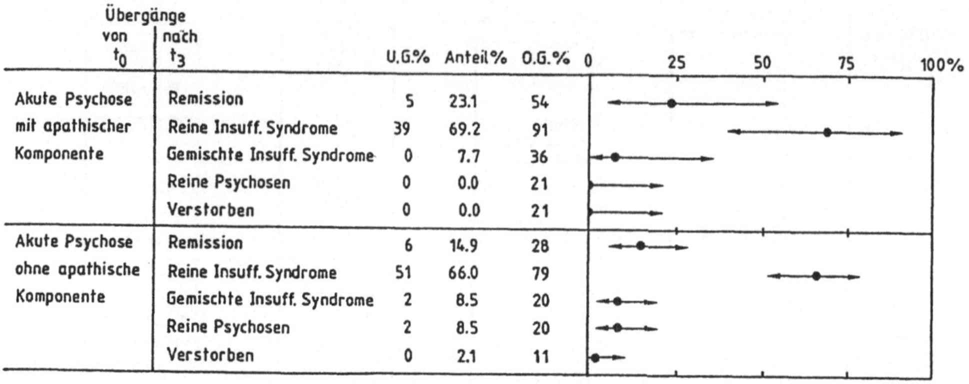

| Übergänge von $t_0$ | nach $t_3$ | U.G.% | Anteil% | O.G.% |
|---|---|---|---|---|
| Akute Psychose mit apathischer Komponente | Remission | 5 | 23.1 | 54 |
| | Reine Insuff. Syndrome | 39 | 69.2 | 91 |
| | Gemischte Insuff. Syndrome | 0 | 7.7 | 36 |
| | Reine Psychosen | 0 | 0.0 | 21 |
| | Verstorben | 0 | 0.0 | 21 |
| Akute Psychose ohne apathische Komponente | Remission | 6 | 14.9 | 28 |
| | Reine Insuff. Syndrome | 51 | 66.0 | 79 |
| | Gemischte Insuff. Syndrome | 2 | 8.5 | 20 |
| | Reine Psychosen | 2 | 8.5 | 20 |
| | Verstorben | 0 | 2.1 | 11 |

**Abb. 15.** Relative Häufigkeiten der Übergangsmodi der oben bezeichneten Zustände von $t_0$ (akute Erkrankung) nach $t_3$ (postakutes Stadium). Angegeben sind die 95%-Vertrauensbereiche (U.G. = Untere Grenze; O.G. = Obere Grenze)

**Tabelle 37.** Übergangsmodi nachfolgend aufgeführter Zustandsbilder: In Beziehung gesetzt werden die Zustände des akuten Krankheitsstadiums ($t_0$) mit den entsprechenden Zuständen am Ende der Beobachtungszeit des postakuten Stadiums ($t_3$). In der Tabelle angegeben sind die Häufigkeiten und relativen Häufigkeiten der Übergangsmodi

| Akuter Zustand *mit* bzw. *ohne* apathische Komponente ($t_0$) | Ende der Beobachtungszeit ($t_3$) | | | | | | | | | | Summe | |
|---|---|---|---|---|---|---|---|---|---|---|---|---|
| | Remission | | Reine Ins. S. | | Gemischte Ins. S. | | Reine Psychosen | | Verstorben | | | |
| | N | % | N | % | N | % | N | % | N | % | N | % |
| Mit | 3 | 23,1 | 9 | 69,2 | 1 | 7,7 | 0 | 0,0 | 0 | 0,0 | 13 | 100 |
| Ohne | 7 | 14,9 | 31 | 66,0 | 4 | 8,5 | 4 | 8,5 | 1 | 2,1 | 47 | 100 |
| Summe | 10 | 16,7 % | 40 | 66,7 % | 5 | 8,3 % | 4 | 6,7 % | 1 | 1,7 % | 60 | 100 % |

einer Konsolidierungstendenz im Verlauf, dienen. Reine Insuffizienzsyndrome wurden im folgenden anhand der AMDP-Daten so definiert, daß sie eine Ausprägung des apathischen Syndroms, jedoch keine solche des paranoid-halluzinatorischen Syndromes zeigten, gemischte Insuffizienzsyndrome dagegen so, daß sie zusätzlich eine paranoid-halluzinatorische Syndromausprägung aufwiesen.

Die Zahl der Patienten mit reinen und gemischten Insuffizienzsyndromen zeigte unmittelbar postakut ($t_1$) erwartungsgemäß einen Höchststand (Abb. 13). Im weiteren Verlauf des postakuten Stadiums ergab sich neben der Zunahme an Remissionen, insbesondere eine Verschiebung von den zunächst dominierenden gemischten Insuffizienzsyndromen zu den reinen Insuffizienzsyndromen. Wie aus der Abb. 14 zu ersehen ist, dominierten zum Zeitpunkt $t_3$ Zustandsbilder mit reiner Insuffizienzsymptomatik, deren Häufigkeit signifikant größer war als alle übrigen Zustände ($\alpha = 5\%$; Macht $= 99\%$; zweiseitiger Test). Diese Aussage kann dahingehend weiter differenziert werden, daß sowohl ausgehend von ursprünglich ($t_0$) bestehenden reinen wie auch von mit apathischer Symptomatik kombinierten paranoid-halluzinatorischen Syndromen die Verlaufsform in Richtung reiner Insuffizienzsyndrome gegenüber den sonstigen Verlaufsübergängen, zu Remissionen, zu gemischten Insuffizienzsyndromen und zu reinen Psychosen, dominierte (Tabelle 37). Die Abb. 15 weist die entsprechenden Vertrauensbereiche und Überlappungen hinsichtlich der Häufigkeitsunterschiede der genannten Verlaufsmodi aus.

Diese Aussagen sollen im folgenden durch die Beschreibung der Einzelverläufe ergänzt und differenziert werden:

1. In den quantitativ dominierenden Verlaufsübergängen von rein paranoid-halluzinatorischen zu rein apathischen bzw. reinen Insuffizienzsyndromen sind die Verlaufsvarianten, die über kombinierte Insuffizienzsyndrome abklingen, am häufigsten (Tabelle 38b). In acht Einzelverläufen gehen die einfachen paranoid-halluzinatorischen Syndrome unmittelbar postakut in reine Insuffizienzsyndrome über.
2. Bei dem bei vier Patienten vorkommenden, von einem rein paranoid-halluzinatorischen ($t_0$) ausgehenden und zu einem gemischten Insuffizienzsyndrom führenden Verlaufsmodus dürfte es sich jeweils um eine langsamer abklingende Verlaufsform handeln, die sich im übrigen unmittelbar postakut ähnlich verhält wie ein Verlaufsmodus, der von einem rein paranoid-halluzinatorischen Syndrom ausgeht und zum Zeitpunkt $t_3$ in ein reines Insuffizienzsyndrom führt (Tabelle 39b).
3. Inkonsistenter ist dagegen der Verlaufsmodus, der ausgeht von rein paranoid-halluzinatorischen Syndromen ($t_0$) und wiederum hinführt zu rein paranoid-halluzinatorischen Syndromen ($t_3$), was in vier Einzelverläufen zu konstatieren war (Tabelle 40a). Hier lag nur zweimal eine durchgängig rein paranoid-halluzinatorische Symptomatik vor. In zwei Einzelverläufen waren zwischenzeitlich Remissionen zu konstatieren, die über gemischte Insuffizienzsyndrome erreicht wurden, dann jedoch rezidivierten (Tabelle 40a).
4. Bemerkenswert häufig ist die in Remission führende Verlaufsform bei primär ($t_0$) rein paranoid-halluzinatorischen Syndromen, die bei sieben Patienten festzustellen war (Tabelle 41b). Am häufigsten, nämlich in vier Verläufen, klang die paranoid-halluzinatorische Symptomatik nicht über gemischte Insuffizienzsyndrome, sondern über einfache Insuffizienzsyndrome ab. Rasche Remissionen zeichneten sich dadurch aus, daß sie postakut häufig direkt in reine Insuffizienzsyndrome übergingen.
5. Auch in den Verlaufsmodi, die von akuten, mit apathischer Symptomatik kombinierten, paranoid-halluzinatorischen Syndromen (13 Patienten) ausgingen, domi-

**Tabelle 38.** Einzelverläufe, die in reine Insuffizienzsyndrome ($t_3$) münden: Dargestellt sind die Einzelverläufe auf der Basis der aufgeführten zustandsbildlichen Kategorien. Folgende Symbole wurden verwandt:

Rem = Remission;

▨ = Reines Insuffizienzsyndrom;

◩ = Gemischtes Insuffizienzsyndrom bzw. akute Psychose mit apathischer Komponente;

□ = Reine Psychose bzw. akute Psychose ohne apathische Komponente.

Die Sequenzen der Zustände sind geordnet nach den Übergangsmodi entsprechend Tabelle 39. Es bezeichnen $t_0$ bis $t_3$ die Untersuchungszeitpunkte

---

Übergangsmodus: Akute Psychose mit apath. Komponente ($t_0$) →
Reines Insuffizienssyndrom ($t_3$)

| $t_0$ | $t_1$ | $t_2$ | $t_3$ | Fallzahl |
|---|---|---|---|---|
| ◩ | ▨ | ▨ |  | 5 |
| ◩ | ◩ | ▨ |  | 2 |
| ◩ | ◩ | ◩ | ▨ | 2 |
|  |  |  |  | 9 |

Übergangsmodus: Akute Psychose ohne apath. Komponente ($t_0$) →
Reines Insuffizienssyndrom ($t_3$)

| $t_0$ | $t_1$ | $t_2$ | $t_3$ | Fallzahl |
|---|---|---|---|---|
| □ | ◩ | ▨ | ▨ | 15 |
| □ | ◩ | ◩ | ▨ | 6 |
| □ | ▨ | ▨ | ▨ | 8 |
| □ | ◩ | Rem | ▨ | 1 |
| □ | □ | ▨ | ▨ | 1 |
|  |  |  |  | 31 |

**Tabelle 39.** Einzelverläufe, die in gemischte Insuffizienzsyndrome ($t_3$) münden: Dargestellt sind die Einzelverläufe auf der Basis der aufgeführten zustandsbildlichen Kategorien. Folgende Symbole wurden verwandt:

Rem = Remission;

■ = Reines Insuffizienzsyndrom;

◨ = Gemischtes Insuffizienzsyndrom bzw. akute Psychose mit apathischer Komponente;

□ = Reine Psychose bzw. akute Psychose ohne apathische Komponente.

Die Sequenzen der Zustände sind geordnet nach den Übergangsmodi entsprechend Tabelle 39. Es bezeichnen $t_0$ bis $t_3$ die Untersuchungszeitpunkte

| Übergangsmodus: | Akute Psychose mit apathischer Komponente ($t_0$) → Gemischtes Insuffizienssyndrom ($t_3$) | | | |
|---|---|---|---|---|
| $t_0$ | $t_1$ | $t_2$ | $t_3$ | Fallzahl |
| ◨ | ◨ | ◨ | ◨ | 1 |

| Übergangsmodus: | Akute Psychose ohne apathische Komponente ($t_0$) → Gemischtes Insuffizienssyndrom ($t_3$) | | | |
|---|---|---|---|---|
| $t_0$ | $t_1$ | $t_2$ | $t_3$ | Fallzahl |
| □ | ◨ | ◨ | ◨ | 3 |
| □ | ◨ | ■ | ◨ | 1 |
| | | | | 4 |

nierten Ausgänge in reine Insuffizienzsyndrome (9 Patienten) (Tabelle 38a). Diese Insuffizienzsyndrome wurden am häufigsten bereits unmittelbar postakut (5 Patienten), in den übrigen Fällen erst im weiteren Verlauf erreicht (Tabelle 38a). Bei einem Patienten war das von vorneherein mit apathischer Symptomatik kombinierte paranoid-halluzinatorische Syndrom durchgehend bis zum Ende der Beobachtungszeit vorhanden (Tabelle 39a). Die mit Apathie kombinierten paranoid-halluzinatorischen Syndrome ($t_0$), die in Remission übergingen ($t_3$), erreichten diese ausnahmslos über passagere, reine Insuffizienzsyndrome (Tabelle 41a).

6. Hervorzuheben ist, daß bei 7 Patienten mit initial rein paranoid-halluzinatorischer Symptomatik (ohne Apathie) und am Ende der Beobachtungszeit ($t_3$) vorliegenden remittierten Zustandsbildern die Remission nur in einem Fall über ein gemischtes Insuffizienzsyndrom erreicht wurde. In den übrigen Verläufen lag bereits unmittelbar postakut ein reines Insuffizienzsyndrom vor (Tabelle 41b).

**Tabelle 40.** Einzelverläufe, die in eine reine Psychose ($t_3$) münden: Dargestellt sind die Einzelverläufe auf der Basis der aufgeführten zustandsbildlichen Kategorien. Folgende Symbole wurden verwandt:

Rem = Remission;

▨ = Reines Insuffizienzsyndrom;

◪ = Gemischtes Insuffizienzsyndrom bzw. akute Psychose mit apathischer Komponente;

☐ = Reine Psychose bzw. akute Psychose ohne apathische Komponente.

Die Sequenzen der Zustände sind geordnet nach den Übergangsmodi entsprechend Tabelle 39. Es bezeichnen $t_0$ bis $t_3$ die Untersuchungszeitpunkte

| Übergangsmodus: | Akute Psychose ohne apathischer Komponente ($t_0$) → Reine Psychose ($t_3$) | | | |
|---|---|---|---|---|
| $t_0$ | $t_1$ | $t_2$ | $t_3$ | Fallzahl |
| ☐ | ☐ | ☐ | ☐ | 2 |
| ☐ | ◪ | Rem | ☐ | 2 |
| | | | | 4 |
| Übergangsmodus: | Akute Psychose ohne apathischer Komponente ($t_0$) → Verstorben ($t_3$) | | | |
| $t_0$ | $t_1$ | $t_2$ | $t_3$ | Fallzahl |
| ☐ | ◪ | ◪ | † | 1 |

Zusammenfassend ist zu betonen, daß in nahezu allen Einzelverläufen zumindest vorübergehend eine apathische Syndromausprägung vorlag. Unterschiede bestanden hinsichtlich der Dauer derselben und darin, ob gemischte oder reine Insuffizienzsyndrome vorlagen. Insofern zeigt sich hinsichtlich der einbezogenen Merkmalskombination eine recht einheitliche Verlaufsrichtung. Es erscheint einleuchtend, daß innerhalb eines 6monatigen postakuten Verlaufs solche Verlaufsmodi als günstig gelten können, bei denen bereits unmittelbar postakut ein reines und eben nicht ein kombiniertes Insuffizienzsyndrom vorliegt. Dies spricht dafür, daß die affektive Minus-Komponente (Apathie) Ausdruck einer dynamischen Konsolidierung ist bzw. sogar zu einer Stabilisierung beiträgt, insbesondere dann, wenn sie in frühen Verlaufsabschnitten (unmittelbar postakut) auftritt und eine paranoid-halluzinatorische Symptomatik nicht mehr besteht.

**Tabelle 41.** Einzelverläufe, die in Remission ($t_3$) münden: Dargestellt sind die Einzelverläufe auf der Basis der aufgeführten zustandsbildlichen Kategorien. Folgende Symbole wurden verwandt:

Rem = Remission;

▦ = Reines Insuffizienzsyndrom;

▧ = Gemischtes Insuffizienzsyndrom bzw. akute Psychose mit apathischer Komponente;

□ = Reine Psychose bzw. akute Psychose ohne apathische Komponente.

Die Sequenzen der Zustände sind geordnet nach den Übergangsmodi entsprechend Tabelle 39. Es bezeichnen $t_0$ bis $t_3$ die Untersuchungszeitpunkte

| Übergangsmodus: | Akute Psychose mit apathischer Komponente ($t_0$) → Remission ($t_3$) | | | |
|---|---|---|---|---|
| $t_0$ | $t_1$ | $t_2$ | $t_3$ | Fallzahl |
| ▧ | ▧ | ▦ | Rem | 2 |
| ▧ | ▦ | ▦ | Rem | 1 |
| | | | | 3 |
| Übergangsmodus: | Akute Psychose ohne apathischer Komponente ($t_0$) → Remission ($t_3$) | | | |
| $t_0$ | $t_1$ | $t_2$ | $t_3$ | Fallzahl |
| □ | ▦ | ▦ | Rem | 4 |
| □ | ▧ | ▦ | Rem | 1 |
| □ | ▦ | Rem | Rem | 1 |
| □ | Rem | Rem | Rem | 1 |
| | | | | 7 |

## 9.4 Affektive Plus- und Minussymptomatik
im psychopathologischen Kontext

Bislang besteht keine Einmütigkeit über die Zeitstruktur und Bedeutung der Depressivität im akuten und postakuten Stadium. Diskrepanzen dürften sich teilweise dadurch erklären, daß die beobachteten Stadien nicht klar genug definiert und akute und postakute Stadien nicht getrennt in die Beobachtung einbezogen wurden. Häufig sind die Meßzeitpunkte in der Literatur nur schwer vergleichbar. Die Befunde von Möller und v. Zerssen (1981a,b, 1986) enthalten das Problem, daß der Aufnahmebefund mit dem von einer Vielzahl schwer kontrollierbarer Variablen abhängenden Entlassungsbefund verglichen wird. Diese Schwierigkeit wurde in der hier vorliegenden Untersuchung durch den Rückbezug auf ein definiertes postakutes Stadium umgangen. Dabei zeigte sich im Gegensatz zu Möller und von Zerssen, die zwischen klinischer Aufnahme und Entlassung eine Abnahme der Quote depressiver Patienten von 50% auf 21% feststellten, zwischen Aufnahmebefund ($t_0$) (35%) und dem Zeitpunkt des Beginns der postakuten Konsolidierung ($t_1$) (38,3%) bzw. dem Beginn des postakuten Stadiums kein Rückgang der Mittelwerte der Depressivität oder der Häufigkeit depressiver Patienten. In den Einzelfallverläufen gab es fünf Patienten (8,3%) mit einem Neuauftreten von Depressivität, die ausgehend von fehlender Stimmungsstörung auftrat, und vier später depressive Patienten (6,7%) mit primär manischer Verstimmung (15%). Die Häufigkeit von depressiven Patienten bei der klinischen Aufnahme ist im eigenen Kollektiv mit 35% niedriger als in der Stichprobe von Möller und v. Zerssen (1986), die bei der klinischen Aufnahme depressive Patienten in einer Häufigkeit von 50% erfaßten. Die Stichproben sind allerdings nur bedingt vergleichbar, ebenso die Kategorien der Merkmalsträger. Zu erwägen ist im übrigen, daß Ersterkrankte initial seltener eine depressive Symptomatik zeigen könnten als wiedererkrankte oder chronisch kranke Patienten, die in das Kollektiv von Möller und v. Zerssen (1986) mit eingingen. Die Häufigkeit von Patienten, bei denen bei der Aufnahme Depressivität bestand, lag im eigenen Kollektiv in der Größenordnung, die Helmchen und Hippius (1967) angeben. In dieser Studie fand sich in der vierten bis siebten Woche der Behandlung ein Häufigkeitsgipfel depressiver Zustände mit einer Zunahme von ca. 25%, was einem Anwachsen der Quote von Patienten mit depressiver Symptomatik auf etwa 58% entsprach. Der Zeitpunkt dieses Häufigkeitsgipfels ist jedoch weder identisch mit einem Entlassungszeitpunkt noch mit dem Zeitpunkt des Beginns des postakuten Stadiums, weswegen ein Vergleich mit der relativ niederen Quote an depressiven Merkmalsträgern in der eigenen Stichprobe nicht angebracht ist.

Anhand der Einzelfallverläufe konnte gezeigt werden, in welchem quantitativen Ausmaß es im Verlauf des akuten Stadiums sowohl zu Besserungen wie zum Neuauftreten von Depressivität kam. Im postakuten Stadium überwogen allmählich die Besserungen gegenüber dem Neuauftreten von Depressivität, d.h. die Häufigkeit der depressiven Patienten nahm von $t_1$ nach $t_3$ ab. Trotzdem muß im Verlauf des postakuten Stadiums jederzeit mit dem Neuauftreten von Depressivität gerechnet werden. Es erschiene jedoch nach unseren Befunden in Entsprechung zu den Ausführungen von Möller und v. Zerssen (1986) problematisch, die frühe Depressivität generell als pharmakogen aufzufassen. Nur für die neu zwischen $t_0$ und $t_1$ aufgetretene Depressivität kommt diesem Zusammenhang höhere Wahrscheinlichkeit zu. Bemerkenswert ist, daß unter der eingeleiteten hohen neuroleptischen Medikation der Durchschnittsscore der Depressivität zwischen $t_0$ und $t_1$ etwa gleich hoch blieb. Die Änderung der Verlaufstendenz der Mittelwerte der Depressivität hängt offensichtlich von dem Zeitpunkt ab, von dem an das akute Krankheitsgeschehen sistiert. Dies spricht eher für einen Zusammenhang des Bestehens von Depressivität mit dem akuten Krankheitsgeschehen. Die zwischen $t_1$ und $t_3$ neu auftretende Depressivität kann sowohl pharmakogen, psychoreaktiv bzw. auf dem Boden einer postremissiven Erschöpfung oder durch morbogene Faktoren bedingt sein.

Gesondert zu betrachten sind Patienten mit bipolarer affektiver Komponente, insbesondere im Blick darauf, daß hiermit andere prognostische Implikationen einhergehen, auch wenn man, wie in unserer Stichprobe, innerhalb der Kerngruppe der Schizophrenie bleibt. Die Bedeutung der affektiven Unterlegung als eines prognostisch günstigen Signums bezüglich des mittel- und langfristigen Verlaufs schizophrener Psychosen wurde immer wieder hervorgehoben (Astrup und Noreik 1966; Leonhard 1975, 1980; Winokur 1975). Diese Aussage muß bezüglich des Kurzstreckenverlaufs differenziert und insbesondere im Blick auf die größere Rezidivgefahr oder zumindest die verzögerte affektive Konsolidierung erweitert werden.

Apathie und Depressivität verliefen während des akuten Stadiums im Mittel und hinsichtlich der Häufigkeit des Auftretens tendenzmäßig unterschiedlich, die Apathie nahm zu, die Depressivität blieb etwa auf demselben Niveau. Möller und v. Zerssen (1986) fanden diese unterschiedlichen Verlaufscharakteristika beim Vergleich von Aufnahme- und Entlassungszeitpunkt nicht. Sie berichteten einen Rückgang des apathischen Syndromsscores sowie hiermit konform einen Rückgang der Häufigkeit mäßig schwer und schwer apathischer Patienten von 74% auf 41%. In unserer Stichprobe lagen initial erheblich weniger apathische Syndrome vor, was am ehesten damit zusammenhängen dürfte, daß die eigene Stichprobe ausschließlich aus ersterkrankten Schizophrenen bestand. In der eigenen Stichprobe zeigte sich zwischen akutem Initialzustand und Beginn des postakuten Stadiums eine Zunahme der Häufigkeit von Patienten mit Apathie von 12,7% auf 93,3%. Erst danach nahm die Häufigkeit zugunsten der Remissionen allmählich ab, wie sich auch erst ab dem Zeitpunkt $t_1$, also dem Beginn der postakuten Phase, eine Umkehr der Verlaufsrichtung der Mittelwerte des Apathiescores ergab. Rein quantitative Unterschiede zu den Angaben von Möller und v. Zerssen (1986) dürften sich zum Teil auch durch unterschiedliche Erfassungsinstrumente wie unterschiedliche Kategorisierung erklären. Zum anderen ist klar, daß der von Möller und v. Zerssen (1986) herangezogene Entlassungstermin ein Meßzeitpunkt ist, der nicht allein vom Krankheitsstadium und von morbogenen Faktoren abhängt, sondern in direkter Weise von einem niederen Apathiescore.

Die geprüften prämorbiden und morbusbezogenen Einflußfaktoren zeigten zumeist keinen signifikanten Effekt hinsichtlich des Verlaufs der postakuten Affektivität. Die Ergebnisse lassen sich dahingehend zusammenfassen, daß affektive Komponenten im Gegensatz zu kognitiven Störungen, bezüglich derer ein Einfluß des Alters und der Intelligenz zu belegen war, im postakuten Stadium relativ unabhängig von prämorbiden, strukturell fixierten Faktoren verlaufen. Der Verlauf der affektiven Plussymptome scheint durch einen sich bereits im akuten Stadium manifestierenden affektiven Verlaufsstil deutlich vorgeprägt. Insbesondere bleibt festzuhalten, daß der Verlauf der Manie-Werte im Vergleich zu demjenigen der depressiven und apathischen Komponenten unsystematischer verlief. Dies ist deshalb interessant, weil von daher in der manischen Verstimmung ein Indiz für eine größere Labilität des Antriebsstimmungssystems gesehen werden muß, die zur Folge hat, daß die Gefährdung hinsichtlich erneuter affektiver Imbalancen größer ist als bei andersgearteter affektiver Ausgangslage der Psychose. Bezüglich der affektiven Plussymptomatik insgesamt sind somit vorwiegend dynamische Überschüsse zu berücksichtigen, die mit dem Krankheitsgeschehen und auch – allerdings im einzelnen nur schwer faßbaren und im stationären Rahmen wohl zurücktretenden – situativen Faktoren eng verknüpft sind. Kognitive Plussymptome sind zwar hoch mit affektiven Plussymptomen korreliert und doch zeigen sie sich in ihrem Prozeßverlauf von prämorbiden Faktoren in anderer Weise abhängig als affektive Plussymptome. Kognitive Plussymptome erwiesen sich als vom Intelligenzquotienten bzw. der kognitiven Verarbeitungskapazität abhängig, was sich für affektive Plussymptome nicht nachweisen ließ. Vermutlich werden kontinuierliche, restitutive Vorgänge der Kognition von Antriebsstimmungsverschiebungen jeweils gefördert oder in unterschiedlicher Weise gestört bzw. unterbrochen.

# 10  Das postakute Stadium in der Selbst- und Fremdbeurteilung: Konvergenzen, Divergenzen und psychopathologischer Deutungsbezug

Vergleichende Untersuchungen zur Selbst- und Fremdbeurteilung wurden bislang vorwiegend im Zusammenhang mit Pharmaverlaufsstudien durchgeführt (Schmid et al. 1982; Tegeler und Floru 1979; Gaebel et al. 1981; Maurer und Dittrich 1979). Diese Studien bezogen sich vor allem auf meßtheoretische Gesichtspunkte. Im folgenden sollen neben Übereinstimmungen auch Divergenzen zwischen den Datenebenen besonders beachtet und hinsichtlich ihrer möglichen psychopathologischen Relevanz reflektiert werden. Die niedrigen Interkorrelationen bisheriger Untersuchungen sprechen eher dagegen, daß ein globales „Outcome"-Maß in bezug auf Fremd- und Selbstbeurteilungsdaten in Betracht kommt. Sollte sich dies bestätigen, müßten beide Erfassungsebenen korrespondierend zu den jeweiligen Fragestellungen getrennt berücksichtigt werden, da jede Variable für sich die Verhältnisse nur unvollständig wiedergeben würde (Strauss und Carpenter 1972, 1974, 1977). In der Konsequenz führt dies zu einer Mehrebenen- bzw. multimethodalen Diagnostik (Seidenstücker und Baumann 1978).

Deutlich wird aufgrund der bisher vorliegenden Ergebnisse, daß die Übereinstimmung in der Selbst- und Fremdbeurteilung von der Diagnose, der Symptomatik, der Syndromatik, dem Stadium der Erkrankung und der Datenquelle abhängt. Bei Schizophrenen wie bei endogen Depressiven war die Übereinstimmung zwischen Fremd- und Selbstbeurteilung geringer als bei reaktiv Depressiven oder bei Patienten mit Persönlichkeitsstörungen. Bei neurotischen Patienten zeichneten sich systematische Diskrepanzen ab, so eine Tendenz zur Aggravation in der Selbstbeurteilung (Prusoff et al. 1972; Shapiro und Post 1974). Die Übereinstimmung in der Selbst- und Fremdbeurteilung erwies sich bei Vorliegen eines manischen Syndroms als gering (v. Zerssen und Cording 1978). Bezüglich der Depressivität gingen die Ergebnisse auseinander; teils wurden signifikant positive Korrelationen mitgeteilt (Schmid et al. 1982), teils fehlten solche, so in einer Studie, in die schizophrene Patienten einbezogen waren (Gaebel et al. 1981).

Diskrepanzen, die in der Literatur verbreitet sind, könnten sich dadurch erkären, daß unterschiedliche Stadien der schizophrenen Erkrankung verglichen wurden. Darauf wiesen auch Seidenstücker und Baumann (1978) hin. Bei einer Messung vor der Behandlung ist die Übereinstimmung oft geringer als während der Remission (Prusoff et al. 1972); auch Maurer und Dittrich (1979) konnten bei einer Untersuchung, die nach Einleitung einer medikamentösen Therapie durchgeführt wurde, eine höhere Korrelation des paranoiden Faktors (AMP-Skala) mit der Selbstbeurteilungsskala (APZ) feststellen als vor dieser. Schließlich liegen Hinweise vor, daß die Fremdbeurteilung selbst stark von der Beurteilungsquelle abhängig ist, d.h. davon ob die Beurteilung durch den behandelnden Arzt, Pflegepersonal oder Angehörige erfolgte (Raskin et al. 1967, 1969; Zimmermann et al. 1976).

Von Interesse ist es daher, sich bezüglich des postakuten Verlaufstadiums der Frage zuzuwenden, wie sich die Fremd- und Selbstbeurteilungsebene der einbezogenen klinischen Symptombereiche zueinander verhalten. Insbesondere ist nach dem Zusammenhang zwischen den hinsichtlich ihrer Skalenbezeichnung sich entsprechenden Syndromen der Selbst- und Fremdbeurteilungsebene zu den einzelnen Meßzeitpunkten zu fragen. Psychopathologisch von Interesse ist desweiteren der Vergleich, welche Syndrome der Selbst- und Fremdbeurteilungsebene enger und welche weniger eng korrelieren und schließlich wie sich die Korrelationen im Verlauf des postakuten Stadiums ändern.

Die Verlaufsdiagramme über die Meßzeitpunkte $t_1$ und $t_3$ zeigen in den Dimensionen (AMDP) der fremdbeurteilten Depressivität und Apathie (Abb. 5) ebenso wie in der selbstbeurteilten Depressivität (PD-S) (Abb. 16) eine gleichgerichtete Verlaufstendenz, d.h. eine signifikante Abnahme der Werte im postakuten Verlauf. Zur Beantwortung der Frage, wie die mit verschiedenen Methoden erhobenen Da-

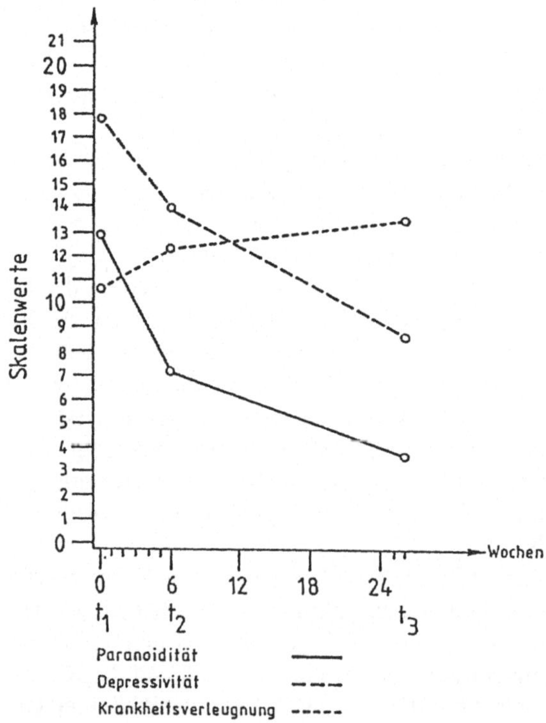



**Abb. 16.** Verlaufsdiagramm der PD-S Skalenwerte. Arithmetische Mittelwerte der Gesamtgruppe zu den Zeitpunkten $t_1$, $t_2$ und $t_3$ des postakuten Verlaufs. Einfaktorielle Varianzanalyse (Zeit): Paranoidität: F = 32.75; df = 2,102; p = 0.0000. – Depressivität: F = 18.17; df = 2,102; p = 0.0000. – Krankheitsverleugnung: F = 9,59; df = 2,102; p = 0.0002

**Tabelle 42.** Der Zusammenhang von Selbst- und Fremdbeurteilung im postakuten Verlauf zu den Zeitpunkten $t_1$, $t_2$ und $t_3$: Tabellarisch zugeordnet sind die Skalen des AMDP-Systems den inhaltlich korrespondierenden Skalen der PD-S; zusätzlich aufgeführt ist zum Vergleich das apathische Syndrom (AMDP). Zu entnehmen ist außerdem der Zusammenhang von fremdbeurteiltem Paranoid-halluzinatorischem, depressivem und apathischem Syndrom zur Krankheitsverleugnung. Angegeben sind die Korrelationskoeffizienten (Pearson)

| Selbstbeurteilung (PD-S) | Fremdbeurteilung Paranoid-halluzinatorisches Syndrom (AMDP) | | |
|---|---|---|---|
| | $t_1$ | $t_2$ | $t_3$ |
| Paranoidität | 0,30* | 0,39** | n.s. |
| Depressivität | n.s. | 0,35** | n.s. |
| Krankheitsverleugnung | n.s. | n.s. | n.s. |

| Selbstbeurteilung (PD-S) | Fremdbeurteilung Depressives Syndrom (AMDP) | | |
|---|---|---|---|
| | $t_1$ | $t_2$ | $t_3$ |
| Paranoidität | n.s. | n.s. | n.s. |
| Depressivität | 0,43*** | 0,58*** | 0,39** |
| Krankheitsverleugnung | n.s. | -0,38** | -0,38** |

| Selbstbeurteilung (PD-S) | Fremdbeurteilung Apathisches Syndrom (AMDP) | | |
|---|---|---|---|
| | $t_1$ | $t_2$ | $t_3$ |
| Paranoidität | n.s. | n.s. | n.s. |
| Depressivität | n.s. | 0,33** | 0,34** |
| Krankheitsverleugnung | n.s. | n.s. | n.s. |

***$p \leq 0,001$;   **$p \leq 0,01$;   *$p \leq 0,05$

ten über den gleichen bzw. verwandten Symptombereich korrelieren, wurde eine Korrelationsanalyse (Pearson) für die einzelnen Meßzeitpunkte $t_1$ bis $t_3$ durchgeführt. Es zeigte sich, daß die mittels des AMDP-Systems durch Fremd- wie mittels der PD-S-Skala durch Selbstbeurteilung erfaßte Depressivität zu allen drei Zeitpunkten hochsignifikant korrelierte (Tabelle 42). Die Korrelaton nahm von $t_1$ nach $t_2$ zunächst leichtgradig zu, zum Zeitpunkt $t_3$ ab. Dies bedeutet, daß sich hinsichtlich des depressiven Pols der Affektivität die Beurteilung von Fremd- und Selbsteinschätzung zu allen Meßzeitpunkten des postakuten Stadiums relativ nahe kommt. Die apathische Komponente kann in den Vergleich nicht einbezogen werden, da deren Erfassung im Selbstbeurteilungsinstrument der PD-S nicht vorgesehen ist. Erwähnt sei jedoch, daß zum Zeitpunkt $t_2$ und $t_3$ eine signifikante Korrelation der fremdbeurteilten Apathie zur selbstbeurteilten Depressivität vorliegt.

Die Verlaufsdiagramme über die Meßzeitpunkte $t_1$ bis $t_3$, in denen die arithmetischen Mittelwerte der Gesamtgruppe dargestellt sind, zeigen für das paranoid-halluzinatorische Syndrom (Abb. 5) und die selbstbeurteilte Paranoidität der PD-S-Skala (Abb. 16) ebenfalls gleichgerichtete Verlaufstendenzen, d.h. einen zunächst rascheren, dann langsameren Rückgang. Die Produkt-Moment-Korrelationen (Pearson) sind der Tabelle 42 zu entnehmen. Es liegt lediglich zum Zeitpunkt $t_1$ und $t_2$ eine signifikante Korrelation vor. Eine solche fehlt zum Zeitpunkt $t_3$. Die Übereinstimmung von Paranoidität in der Selbst- und Fremdbeurteilung ist außerdem zu den Zeitpunkten $t_1$ und $t_2$ deutlich niedriger als diejenige der Depressivität. Es bleibt festzuhalten, daß hinsichtlich des paranoiden Syndromes stärkere Divergenzen in der Selbst- und Fremdbeurteilung auftreten als hinsichtlich der Depressivität, Divergenzen, die nach einer Erklärung verlangen.

Dagegen ist hinsichtlich der kognitiven Minussymptome folgendes festzuhalten: Die im postakuten Verlauf sich darstellenden Tendenzen fremdbeurteilter (SANS) und selbstbeurteilter kognitiver Minus-Symptome (FBF) gehen in dieselbe Richtung (Abb. 6), d.h. sie sind rückläufig. Sowohl zum psychoorganischen Syndrom des AMDP-Systems (Tabelle 29) wie auch zu den mittels der SANS-Skala erfaßten Beeinträchtigungen, Alogie und Aufmerksamkeitsstörung (Attentional impairment) (Tabelle 30), ergeben sich durchgehend signifikante Korrelationen zu den selbstbeurteilten Basisstörungen (FBF). Dies bedeutet, daß diesbezüglich im gesamten postakuten Verlauf die Konvergenzen zwischen Selbst- und Fremdbeurteilung durchgängig sind.

Um die Problemlage zu veranschaulichen, darf auf ein etwas vereinfachendes Modell hingewiesen werden, das davon ausgeht, daß kognitive und affektive Störungen eine Reihe von Instanzen der psychischen Verarbeitung durchlaufen müssen, ehe sie ihre Äußerung in der Selbstbeurteilung finden können. Zu unterscheiden ist die Ebene der Selbstwahrnehmung, der Vergegenwärtigung und schließlich die Ebene der Äußerung und Niederschrift der selbstwahrgenommenen Störung. Diese Ebenen sind ihrerseits in unterschiedlicher Weise von psychologischen Voraussetzungen – kognitiven und affektiven Funktionen – abhängig. Es liegt die Annahme nahe, daß sich daraus die von Syndrom zu Syndrombild teilweise schwer überschaubaren und in den einzelnen Stadien und Verlaufsabschnitten unterschiedlichen Beziehungen von selbst- und fremdbeurteilten Störungen ergeben. Hervorgehoben sei hier noch einmal, daß hinsichtlich der Depressivität Selbst- und Fremdbeurteilung relativ eng korrelieren. Dagegen erscheint es plausibel, daß die Erfassung einer paranoiden Symptomatik, wie sie sich im Selbstbeurteilungsinstrument, der PD-S, niederschlägt, im postakuten Stadium gerade bei einem beträchtlichen Ausmaß paranoider Symptome in der Fremdbeurteilung durch die damit gegebene Beeinträchtigung des reflexiven Bewußtseins weitgehend verzerrt ist. Denkbar ist, daß aber auch ein Schutz, etwa im Sinne einer zunehmenden Krankheitsverleugnung (Abb. 16) bzw. gegen eine „Wiedervergegenwärtigung psychotischer Erlebnisse, mit denen die Ausgangskonstellation reaktualisiert wird" (Janzarik 1988), wirksam wird, der gleichzeitig das reflexive Bewußtsein diesbezüglich einengt.

# 11 Leistungspsychologische Variablen und psychopathologische Erfassungsgrößen

Leistungspsychologische Variablen werden im folgenden entsprechend dem dargelegten Untersuchungskonzept auf einer eigenen Ebene zusammengefaßt und zu den klinisch-psychopathologischen Variablen in Beziehung gesetzt. Ein klinisch-praktisches Interesse liegt auf der Hand, Kenntnisse darüber zu erhalten, wie hoch der Zusammenhang psychopathologischer Befundkomponenten zu leistungspsychologischen Größen und damit zu bestimmten Aspekten der Leistungsfähigkeit ist. Zum anderen ist es, insbesondere im Blick auf den hohen Stellenwert kognitiver Prozesse für das leistungspsychologische Niveau, von großem theoretischen Interesse, mit welchen klinischen Syndromkomponenten enge Korrelationen bestehen.

Bisherige Studien verfolgten die angesprochene Fragestellung überwiegend im Rahmen eines querschnittsbildlichen syndrombezogenen Ansatzes. So wurden beispielsweise Syndrome mit affektiver Verflachung oder Paranoidität zu leistungspsychologischen bzw. bestimmten experimentalpsychologischen Parametern in Beziehung gesetzt (Rey und Oldigs 1982). In einer Anzahl von Untersuchungen wurde insbesondere auf die Diskrepanz zwischen Verbal- und Handlungsteil im HAWIE in definierten Verlaufsabschnitten bzw. beim Vorliegen bestimmter psychopathologischer Zustandsbilder hingewiesen. So stellten Hasse-Sander et al. (1971) fest, daß Verbal- und Handlungsteil im HAWIE um so erheblicher differieren, je ausgeprägter die Defektbildung sei. Fieguth und Goncalves (1977) konnten bei chronisch hospitalisierten Schizophrenen eine Verschlechterung des Handlungsteils in Abhängigkeit von der Unterbringungsdauer belegen. Besonders nieder waren die Testwerte in den zum Handlungsteil des HAWIE gehörigen Untertests „Bilderordnen" und „Bilderergänzen". Bereits Witter (1960) hatte auf den gegenüber dem Durchschnitt deutlich herabgesetzten Intelligenzquotienten und die erhöhte Intertestvariabilität bei schizophrenen Defektzuständen hingewiesen. Die deutlich betonte Leistungsminderung in den Untertests des Verbalteils „Allgemeines Verständnis", „Zahlennachsprechen", „Gemeinsamkeitenfinden" sowie bei den Subtests des Handlungsteils, „Bilderordnen" und „Bilderergänzen", interpretierte Witter (1960) psychopathologisch als Folge eines „Versagens bei der Erfassung von Sinnzusammenhängen" bzw. eines „Verlustes der geistigen Spannweite". Hasse-Sander et al. (1982) fanden ebenfalls eine Intelligenzminderung sowie Diskrepanzen zwischen Verbal- und Handlungsteil des HAWIE, stellten allerdings keine Gruppenunterschiede diesbezüglich zwischen reversiblen Basisstadien und irreversiblen reinen Residuen mit kürzerer (9,3 Jahre) und längerer (17,5 Jahre) durchschnittlicher Krankheitsdauer fest. Diese Ergebnisse stehen in einem gewissen Kontrast zu denen, die eine Zunahme der leistungspsychologischen Störung mit der

Verlaufsdauer feststellen konnten. Allerdings war bemerkenswert, daß die Werte der Subtests „Gemeinsamkeitenfinden" und „Bilderordnen" bei länger verlaufenden irreversiblen reinen Residuen niedriger waren als in Basisstadien.

Zu der in den Studien übereinstimmend festgestellten, vorwiegend den Handlungsteil des HAWIE betreffenden Verschlechterung passen eine Anzahl experimentalpsychologischer Befunde, insbesondere die wiederholt festgestellte Reaktionszeitverlängerung (Williams et al. 1984). Hartwich (1980) fand Reaktionszeitverlängerungen bei nicht-paranoiden Patienten gegenüber paranoiden. Diesbezüglich liegen jedoch auch anderslautende Ergebnisse vor (Cromwell 1975; Berkowitz 1981). Rey und Oldigs (1982) fanden eine Reaktionszeitverlängerung (cross-modale Retardierung) signifikant korreliert mit der Ausprägung einer Affektverflachung. Das darf als Hinweis darauf gewertet werden, daß leistungspsychologische Befunde je nach Art und Ausprägungsgrad bestimmter Syndromkomponenten variieren. Die Ergebnisse von Hasse-Sander ct al. (1982) sprechen im übrigen dafür, daß die Korrelation von objektiven und subjektiven Störungen in frühen, jedoch jenseits des postakuten Verlaufsabschnittes liegenden Stadien höher ist als in späteren. Von den Autoren wurde die fehlende Übereinstimmung in Spätstadien als eine Folge der reduzierten Selbstwahrnehmung und Kritikschwäche angesehen.

Im folgenden wird der Frage nachgegangen, wie sich die in die Untersuchung einbezogenen Leistungstests, die Subtests „Gemeinsamkeitenfinden" (GF) aus dem Verbalteil, „Bilderordnen" (BO) und „Bilderergänzen" (BE) aus dem Handlungsteil des HAWIE (Hamburg-Wechsler-Intelligenztest), im postakuten Verlauf zu den drei Meßzeitpunkten $t_1$ bis $t_3$ verhalten. Desweiteren wird der korrelative Zusammenhang zwischen den in die Untersuchung eingegangenen HAWIE-Subtests, als leistungspsychologischen Variablen, zu den psychopathologischen Erfassungsgrößen der Selbst- und Fremdbeurteilung geprüft. Der Untertest des HAWIE „Gemeinsamkeitenfinden" (GF) entstammt dem Verbalteil und gibt Einblick in die Fähigkeit, logische Denkprozesse zu vollziehen und diese begrifflich auf das Wesentliche hin zu abstrahieren. Der Test „Bilderordnen" (BO) besteht aus einer Serie von Bildern, die eine kleine Geschichte erzählen, wenn sie in die richtige Reihenfolge gebracht werden. Es ist dies ein Test, der die Fähigkeit des Individuums mißt, komplexere Situationen zu erfassen und zu bewältigen. Der Test „Bilderergänzen" (BE) verlangt, daß die Testperson ein fehlendes Detail eines Bildes erkennen und benennen soll. Um zu sehen, welcher Teil eines Bildes fehlt, muß die Testperson zuerst erkennen können, was das Bild darstellt; schließlich sind wichtige von unwichtigen Details zu unterscheiden. Er mißt somit die den Wahrnehmungs- und Begriffsbildungsbereichen zugrunde liegenden Fähigkeiten.

Es zeigt sich in dem Verlaufsdiagramm der Mittelwerte der HAWIE-Subtests GF, BO und BE eine gleichgerichtete, in allen drei Subtests signifikante Verbesserung der Leistung (Abb. 17). Im verbalen Subtest GF ist die Verbesserung allerdings vom Zeitpunkt $t_1$ zum Zeitpunkt $t_3$ geringfügiger. Der Mittelwert des Gesamtkollektives erreicht bereits zum Zeitpunkt $t_2$ ein Plateau. Die dem Handlungsteil des HAWIE zugehörigen Subtests „Bilderordnen" und „Bilderergänzen" verbessern sich zwischen $t_1$ und $t_3$ im Mittel um drei Wertpunkte und erreichen zum Zeitpunkt $t_3$ dasselbe Niveau wie der verbale Subtest „Gemeinsamkeitenfinden".

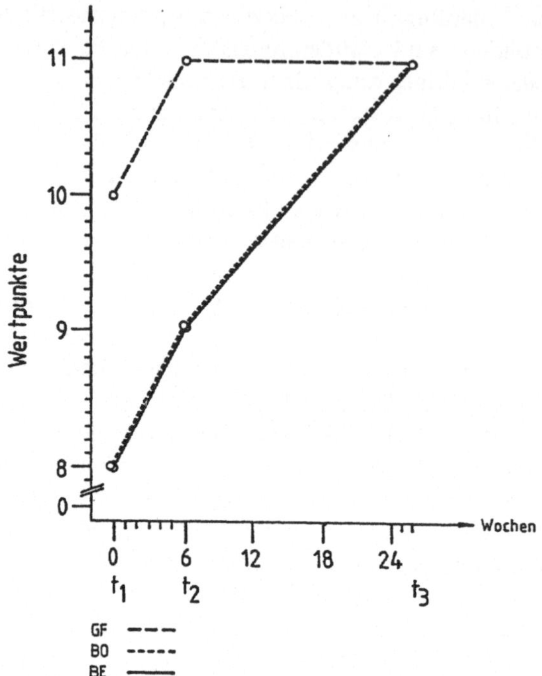


**Abb. 17.** Verlaufsdiagramm der HAWIE-Subtests, GF, BO und BE: Arithmetische Mittelwerte (Wertpunkte der Subtests) zu den Zeitpunkten $t_1$, $t_2$ und $t_3$ des postakuten Verlaufs. Einfaktorielle Varianzanalyse (Zeit): GF: F = 18.58; df = 2,104; p = 0.0000. – BO: F = 34.10; df = 2,104; p = 0.0000. – BE: F = 47.76; df = 2,104; p = 0.0000

Daraus geht hervor, daß sich die Diskrepanz zwischen den Subtests des Verbal- und den Subtests des Handlungsteils des HAWIE, die unmittelbar, postakut bestand, zum Zeitpunkt $t_3$, sechs Monate später, zurückgebildet hat. Zu berücksichtigen ist hier allerdings der Einwand einer möglichen Verzerrung der Ergebnisse durch die zweimalige Testwiederholung. Auftretende Lerneffekte sind nicht auszuschließen. Da entsprechend validierte Re-Testverfahren der betreffenden HAWIE-Subtests leider nicht zur Verfügung stehen, bestand die Alternative darin, auf Re-Tests überhaupt zu verzichten. Dagegen wiederum sprach, daß, insbesondere für den Subtest „Bilderergänzen", das Risiko eines Übungseffektes nachgewiesenermaßen gering ist (Matarazzo 1982) und dieser, insbesondere bei Schizophrenen, auch bei den übrigen angewandten Subtests eher überschätzt wird. Insofern ist jedenfalls besonders bemerkenswert, daß für die dem Handlungsteil des HAWIE zugehörigen Subtests „Bilderergänzen" (BE) und „Bilderordnen" (BO) eine signifikante Besserung um durchschnittlich zwei Wertpunkte während des postakuten Verlaufs zu belegen war. Bei dem dem Verbalteil des HAWIE zugehörigen Subtest „Gemeinsamkeitenfinden" (GF) war die Veränderung im postakuten Verlauf geringfügiger, jedoch auch signifikant.

**Tabelle 43.** Der Zusammenhang von HAWIE-Subtests ('Gemeinsamkeitenfinden', 'Bilderordnen', 'Bilderergänzen') und Syndromausprägung kognitiver Minussymptome (Psychoorganisches Syndrom) zu den Zeitpunkten $t_1$, $t_2$ und $t_3$ im postakuten Verlauf. Eingesetzt sind die Korrelationskoeffizienten (Pearson)

| | Subtest 'Gemeinsamkeitenfinden' | | |
| --- | --- | --- | --- |
| AMPD | $t_1$ | $t_2$ | $t_3$ |
| Psychoorganisches Syndrom | n.s. | n.s. | n.s. |
| | Subtest 'Bilderordnen' | | |
| AMPD | $t_1$ | $t_2$ | $t_3$ |
| Psychoorganisches Syndrom | -0,24* | n.s. | -0,29* |
| | Subtest 'Bilderergänzen' | | |
| AMPD | $t_1$ | $t_2$ | $t_3$ |
| Psychoorganisches Syndrom | - 0,32** | n.s. | n.s. |

** $p \leq 0{,}01$;  * $p \leq 0{,}05$

Im weiteren ist nunmehr die Beziehung der HAWIE-Subtests des Handlungsteils zu den psychopathologischen Erfassungsgrößen abzuklären. Hierzu wurde eine Korrelationsanalyse durchgeführt (Pearson). Es ergeben sich keine signifikanten Korrelationen der HAWIE-Subtests zur Plussymptomatik, insbesondere zum paranoid-halluzinatorischen Syndrom und zum manischen Syndrom. Ebenso sind keine signifikanten Korrelationen zur affektiven Syndromausprägung, der Depressivität, und der affektiven Minussymptomatik, dem apathischen Syndrom, festzustellen. Lediglich bezüglich der kognitiven Minussymptome, so des psychoorganischen Syndroms des AMDP-Systems, ergab sich zum Zeitpunkt $t_1$ und $t_3$ eine schwach signifikante, erwartungsgemäß *negative* Korrelation zum Subtest „Bilderordnen", zum Zeitpunkt $t_1$ auch eine signifikant negative Korrelation zum Subtest „Bilderergänzen" (Tabelle 43). Bezüglich der den kognitiven Aspekten der Minussymptomatik zugeordneten Subskalen Alogie der SANS-Skala zeigt sich eine durchgehende, wenn auch nur schwach signifikante, *negative* Korrelation zum Subtest „Gemeinsamkeitenfinden" (Tabelle 44). Überdies ist der Subtest „Gemeinsamkeitenfinden" zum Zeitpunkt $t_1$ und $t_2$ zu den Summenwerten der TLC-Skala, in der vorwiegend Denk-, Sprach- und Kommunikationsstörungen erfaßt werden, signifikant *negativ* korreliert (Tabelle 45). Zu den selbstbeurteilten kognitiven Basisstörungen, wie sie im FBF erfaßt werden, liegt lediglich zum Zeitpunkt $t_2$ eine signifikante Korrelation bezüglich des Subtests „Bilderordnen" vor (Tabelle 46).

**Tabelle 44.** Der Zusammenhang von HAWIE-Subtests (GF, BO, BE) und den kognitive Minus-Symptomatik repräsentierenden Subskalen (SANS-Skala) zu den Zeitpunkten $t_1$, $t_2$ und $t_3$ im postakuten Verlauf. Eingesetzt sind die Korrelationskoeffizienten (Pearson). – Zu beachten ist die durchgehend signifikante, wenn auch niedrige negative Korrelation von Alogia und GF

| | Subtest 'Gemeinsamkeitenfinden' | | |
|---|---|---|---|
| SANS | $t_1$ | $t_2$ | $t_3$ |
| Alogia | -0,25* | -0,30* | -0,33* |
| Attentional Impairment | -0,36** | n.s. | n.s. |
| | Subtest 'Bilderordnen' | | |
| SANS | $t_1$ | $t_2$ | $t_3$ |
| Alogia | n.s. | n.s. | -0,29* |
| Attentional Impairment | -0,38** | n.s. | -0,37** |
| | Subtest 'Bilderergänzen' | | |
| SANS | $t_1$ | $t_2$ | $t_3$ |
| Alogia | n.s. | n.s. | -0,36** |
| Attentional Impairment | -0,36** | n.s. | n.s. |

** $p \leq 0,01$;  *$p \leq 0,05$


**Tabelle 45.** Der Zusammenhang von TLC-Gesamtscore (Thought, Language, and Communication disorders) und dem HAWIE-Subtest 'Gemeinsamkeitenfinden' zu den Zeitpunkten $t_1$, $t_2$ und $t_3$ im postakuten Verlauf. Eingesetzt sind die Korrelationskoeffizienten (Pearson). Die Subtests BO und BE zeigten keine signifikanten Korrelationen

| | Subtest 'Gemeinsamkeitenfinden' | | |
|---|---|---|---|
| | $t_1$ | $t_2$ | $t_3$ |
| TLC-Gesamtscore | -0,33 | -0,25 | n.s. |

** $p \leq 0,01$; *$p \leq 0,05$


Die Befunde stehen mit den auch anderwärts mitgeteilten Ergebnissen in Übereinstimmung, die Leistungsdiskrepanzen zwischen Handlungs- und Verbalteil des HAWIE in nicht-akuten Verlaufsabschnitten feststellten (Witter 1960; Fieguth und

Goncalves 1977; Hasse-Sander et al. 1982). Es liegt nahe, den Rückgang der Diskrepanz zwischen Verbal- und Handlungsteil als Ausdruck der Restitution anzusehen. Dieser Rückgang wäre, als Ausdruck des Restitutionsverlaufes, in Kontrast zu setzen zu dem in der Literatur diskutierten Defektverlauf mit zunehmenden leistungspsychologischen Störungen und einer Verstärkung der Diskrepanz der beiden Teile des HAWIE, als vorwiegend einem Absinken des Handlungs- gegenüber dem Verbalteil. Schlüsse von psychopathologischen Befunden auf leistungspsychologische Störungen sind, wie die Korrelationsanalyse zeigt, problematisch, insbesondere wenn man von globalen klinischen Zuständen ausgeht. Differenziert man dagegen entsprechend dem hier vertretenen Entwurf in kognitive und affektive Plus- und Minussymptomatik, so zeigt sich, daß zur kognitiven Minussymptomatik doch ein durchgehend signifikanter, korrelativer Bezug besteht. Das bedeutet praktisch: Ist ein Rückgang von kognitiven Minussymptomen im klinischen Sinne zu konstatieren, so kann am ehesten auf einen Rückgang bestimmter leistungspsychologischer Störungen geschlossen werden. Insgesamt sind die Korrelationen niedrig. Aus diesem Grunde wird eine kombinierte Erfassung klinisch-psychopathologischer und leistungspsychologischer Größen im postakuten Stadium erforderlich sein, um die jeweils als Anknüpfungsbefund relevante Größe zu erfassen.

Insgesamt erstaunen freilich die niedrigen Korrelationen klinisch-psychopathologischer Größen und leistungspsychologischer Befunde im postakuten Verlauf. Nahe läge die Erklärung, daß leistungspsychologische Größen stark abhängig von der Aufmerksamkeits- und Konzentrationslage sind und auch zeitlich intraindividuell erheblich streuen, während psychopathologische Größen in der Fremdbeurteilung zeitlich viel stabiler sind. Hierdurch würde die geringe Systematik der Beziehung am ehesten plausibel. Die subjektiv wahrgenommenen kognitiven Defizite (FBF) zeigen einen noch niedrigeren korrelativen Bezug zu objektiven Leistungsstörungen, während zwischen der fremdbeurteilten kognitiven Minussymptomatik, Alogie und TLC, und dem von aktuellen Aufmerksamkeitsstörungen weniger abhängigen verbalen Subtest „Gemeinsamkeitenfinden" eine signifikante Korrelation besteht. In Ergänzung hierzu muß unterstrichen werden, daß graduelle Abweichungen zwischen Verbal- und Handlungsteil wohl am ehesten vom Verlaufsabschnitt der Erkrankung abhängen und daß diese Diskrepanzen auch im Rahmen der Restitution rückläufig sein können. Hervorzuheben sind im übrigen die Ergebnisse insofern, als sie auf eine Differenzierung der klinisch-psychopathologischen Bezugsgrößen in kognitive und affektive Plus- und Minussymptome abheben. Es ist nämlich offensichtlich nicht gleichgültig, welche psychopathologischen Erfassungsgrößen in Beziehung zu leistungspsychologischen Variablen gesetzt werden. Ansätze, die auf der differenzierenden Betrachtungsweise von Syndromkomponenten basieren, werden durch die hier gefundenen Ergebnisse bestärkt.

# 12 Persönlichkeitspsychologische Komponenten und ihre Beziehung zur klinischen Symptomatologie

## 12.1 Wahrnehmungspsychologische Voraussetzungen

Die im Rorschach-Verfahren sich darstellenden Befunde führen – wofür die im folgenden zu erörternden Argumente sprechen – in Tiefenschichten (Rorschach 1921, 1972), die die strukturellen und dynamischen Bedingungen der Symptomatologie klarer hervortreten lassen (Bash 1957). Dies ist der Grund, weswegen das Verfahren im vorliegenden Ansatz zur Anwendung kommen soll. Da das Rorschach-Verfahren, als sog. projektiver Persönlichkeitstest, bekanntlich mit mehrdeutigen Abbildungen und deren Wahrnehmung arbeitet, sind grundsätzliche Fragen des Zusammenhangs von Persönlichkeit und Wahrnehmungspsychologie berührt. Mit den bezüglich des diagnostischen Aussagewertes heranzuziehenden, wahrnehmungspsychologischen Argumenten hat sich die Perception-Personality-Schule (Witkin et al. 1954; Piotrowski 1957; Allport 1958) eingehend beschäftigt. Sie geht davon aus, daß strukturelle Gegebenheiten den individuellen Referenzrahmen der Wahrnehmung bedingen, die grundsätzlich selektiv ist. Je unbestimmter und unstrukturierter das Reizfeld ist, eine um so größere Rolle spielen innere Faktoren. Strukturelle Repräsentanzen und mit diesen ihre jeweils gegebenen dynamischen Prägungen gehen mit in die Wahrnehmung ein. Diese Prägungen beruhen auf vorangegangenen, nunmehr strukturell fixierten Erfahrungen. Strukturelle Repräsentanzen wirken wahrnehmungspsychologisch wie ein Filter (Israel 1976) oder ein Reizschutz (Rokeach 1960). Es ist bisher wenig beachtet worden, daß sich dies mit strukturdynamischen Überlegungen trifft, die von der Vorstellung ausgehen, daß geordnete Wahrnehmung einer permanenten Aktualisierung und Desaktualisierung von seelischer Dynamik unter gleichzeitiger Berücksichtigung struktureller Vorgegebenheiten bedarf. Wird aufgrund von Strukturmängeln oder relativen dynamischen Überschüssen die integrative Kapazität überlastet und nimmt die Gefährdung hinsichtlich des Auftretens einer dynamischen Entgleisung, d.h. des Auftretens einer akuten Psychose, zu, so wird diese auch in einem veränderten Rorschach-Befund ihren Niederschlag finden. Die wenigen vorliegenden Verlaufsuntersuchungen mittels des Rorschach-Verfahrens bei schizophrenen Patienten sprechen dafür, daß die dynamische Entgleisung – einhergehend mit einer impressiven Entzügelung der Wahrnehmung –, wie die darauffolgende Gegensteuerung bzw. psychische Veränderung, sich im Erlebnistypus (Rorschach 1921) abbildet (Skalweit 1934; Binswanger 1944). Die Befunde von Skalweit deuten darauf hin, daß im Verlauf der schizophrenen Erkrankung mit einer gewissen Regelhaftigkeit eine Verschiebung des Erlebnistypus nach der jeweiligen Gegenseite, also vom akut extratensiven Typus zum postakut introversiven und vom introversiven zum extratensiven Typus stattfindet. Festzuhalten bleibt somit als Kernpunkt, daß ein Wandel des Erlebnistypus im Verlauf der Schizophrenie festgestellt werden konnte. Den sich verändernden Befunden sind die im Verlauf trotz wechselnder Symptomatologie konsistenten Merkmale gegenüberzustellen. Dudek und Kolivakis (1983) konnten bei einem nach 8½ Jahren nachuntersuchten Kollektiv chronisch schizophrener Patienten feststellen, daß die Durchschnittswerte der Hauptmerkmale des Rorschach-Verfahrens in der Mehrzahl keine signifikanten Veränderungen aufwies. Die Autoren äußerten darüber hinaus die Überzeugung, daß die trotz normaler Intelligenz vorliegenden kognitiven Störungen auf einer eingeengten Affektivität beruhten, die sich in der Koartation des Erlebnistypus niederschlage und die eine Blockierung noch vorhandener kognitiver Fähigkeiten bedinge.

Der Ergebnisdarstellung müssen zum besseren Verständnis einige weitere Voraussetzungen der Rorschach-Diagnostik und gewisse, in Betracht zu ziehende Deutungshypothesen vorangestellt werden. Bereits bei H. Rorschach (1921) selbst stellte der Erlebnistypus einen zentralen Zugang für weitere psychopathologische und theoretische Überlegungen dar. Vereinfacht gesagt, gelten Farbantworten als Indikatoren der Labilität der Affektivität insbesondere dann, wenn keine Gestaltung zur Form hin gelingt. Bewegungsantworten – von kinästhetischen Momenten abhängig – werden als Hinweis auf vorhandene, introversiv gerichtete, affektive Verarbeitungskapazität bzw. affektive Stabilität gewertet. Der Erlebnistypus, der sich aus dem Verhältnis von Farb- zu Bewegungsantworten errechnet, wird als Disposition für bestimmte Erlebnisverarbeitungen hinsichtlich der inneren und äußeren Realität angesehen. Er enthält im Verständnis von Rorschach eine von der Quantität der Farb- und Bewegungsantworten abhängige, doppelte Polarität, diejenige der Extratensivität versus Introversivität und diejenige von Koartation versus Dilatation. Liegt eine Introversion des Erlebnistypus, d.h. Dominanz der Bewegungsantworten, vor, wird ausgeprägte Stimulierbarkeit durch innere Reize, bei Extratensivität besondere Empfänglichkeit durch äußere Reize angenommen. Der Erlebnistypus zeigt somit an, in welchem Maße ein Mensch durch innere oder äußere Reize bestimmt wird und wie er diese Reizsituationen verarbeitet. Koartation liegt bei einer geringen Zahl von sowohl Farb- wie Bewegungsantworten vor, Dilatation bei einer erhöhten Quantität beider Kategorien. Die vielschichtige Bedeutung dieser Polarität erschließt sich am ehesten von einem entwicklungspsychologischen Aspekt her. Die normale Entwicklung ist durch einen im kindlichen Alter vorliegenden dilatierten Erlebnistypus gekennzeichnet, der als Niederschlag einer noch wenig durchgeformten Struktur, einhergehend mit einem entsprechenden Überschuß an Dynamik, gelten darf. Späterhin im Jugend- und Erwachsenenalter ist die Entwicklung durch eine Zunahme der Koartation gekennzeichnet, was einhergeht mit der Disziplinierung der Affektivität, struktureller Durchbildung und Integration vordem vorhandener dynamischer Überschüsse. Ein weiterer, in diesem Zusammenhang beachtenswerter und bereits von Rorschach eingehend bearbeiteter Aspekt bezieht sich auf das Verhältnis von Form und Farbe. Die Fähigkeit, Farbmomente zu einer Form zu gestalten bzw. Farbe und Form zu einem „einheitlichen Engramm" (Rorschach 1921) zu verschmelzen, ist Ausdruck der Fähigkeit der Person, affektive psychische Gehalte gestalterisch umzusetzen. Insoweit drückt sich hierin sowohl Anpassungsfähigkeit wie Kreativität aus. Ungestaltete bzw. reine Farbantworten werden als Disposition zu Impulsivität und Reizbarkeit, allgemeiner, als Ausdruck starker Abhängigkeit von situativen Konstellationen angesehen. Des weiteren wird von daher vertreten, daß die Häufigkeit der reinen Form-Antworten Schlüsse auf den Grad der „verstandesmäßigen Kontrolliertheit eines Individuums" (Klopfer und Davidson 1974) zuläßt, wobei ein hoher Formprozentwert (50–80%) nach Überschreiten eines individuell variablen Optimums (unter 50%) als Hinweis auf Rigidität und Mangel an Spontanität gilt.

## 12.2 Stabile und instabile Rorschach-Merkmale im postakuten Verlauf

In die Untersuchung einbezogen werden die Rorschach-Untersuchungen zu den drei bekannten Meßzeitpunkten $t_1$ bis $t_3$ des postakuten Verlaufs. Die zunächst durchgeführte Prüfung auf Stabilität der einbezogenen Kritcrien (Merkmale) des Rorschach-Verfahrens ergibt, daß die Mehrzahl der Kriterien stabil ist, d.h. keine signifikanten Veränderungen im Verlauf aufweisen. So zeigt insbesondere die Gesamtantwortzahl keine signifikanten Schwankungen vom Zeitpunkt $t_1$ zum Zeitpunkt $t_3$. Die Prozentquote der Formantworten bezogen auf die Gesamtantwortenzahl bleibt konstant, ebenso die Zahl der Menschenbewegungsantworten. Originalantworten nehmen vom Zeitpunkt $t_1$ zum Zeitpunkt $t_3$ ab, jedoch nur trendmäßig ($p = 0.10$), die Populärantworten nehmen dagegen signifikant zu ($p = 0.02$). Bemerkenswert ist die signifikante ($p = 0.02$) Abnahme der Summe der Farbantworten (Sum-C), in die reine Farbantworten, Farb-Form- und Form-Farb-Antworten in bestimmter Gewichtung eingehen, sowie der reinen Farbantworten ($p = 0.008$). Am bedeutendsten ist der Anstieg guter Formantworten (F+%) vom Zeitpunkt t1 zum Zeitpunkt $t_3$ ($p = 0.001$).

Besondere Aufmerksamkeit für die weiteren Überlegungen verdienen die Rorschach-Merkmale, die im Verlauf eine systematische Veränderung aufweisen. Diese Veränderungen der Mittelwerte sind, sofern sie auch für Einzelfälle zutreffen, gut interpretierbar. Insbesondere ist bei Konstantbleiben der Bewegungsdeutungen und gleichzeitigem Rückgang der Farbdeutungen (Sum-C) von einer Veränderung des Erlebnistypus in Richtung hin zur Introversivität zu sprechen. Blickt man auf die Veränderung der Rorschach-Einzelmerkmale, wie sie in der Tabelle 47 aufgeführt sind, so zeigt sich folgendes:

1. Bei etwa gleichbleibender Häufigkeit von Form-Farbe-Antworten im postakuten Verlauf gchen die ungestalteten bzw. reinen Farbantworten signifikant zurück. Aufgrund der geschilderten Deutungshypothesen darf darin ein Hinweis gcsehen werden, daß Impulsivität und Reizoffenheit im postakuten Stadium rückläufig sind und die gestalterischen Fähigkeiten zunehmen.
2. Der signifikante Rückgang des Durchschnittswertes der Summe der Farbantworten (Sum-C) im Verein mit einer niedrigen aber stabilen Quote von Bewegungsantworten (M) deutet auf einen Rückgang der extratensiven und eine Zunahme

**Tabelle 47.** Mittelwerte bzw. Prozentmittelwerte der aufgeführten Rorschach-Merkmale der Gesamtgruppe zu den Zeitpunkten $t_1$ bis $t_3$; Prüfung auf Stabilität im Verlauf

| | Kurzbezeich-nungen nach Klopfer/ Davidson | $t_1$ | $t_2$ | $t_3$ | p-Wert |
|---|---|---|---|---|---|
| Gesamtzahl der Antworten | R | 21,7 | 21,9 | 20,0 | 0,25 |
| Ganzantworten | W | 9,4 (46,5%) | 10,1 (49,2%) | 9,4 (50,1%) | 0,39 |
| Menschenbewegungsantworten | M | 1,6 | 1,5 | 1,5 | 0,32 |
| Formantworten in % | F% | 65,0 | 62,6 | 64,4 | 0,48 |
| Tierbewegungsantworten | FM | 1,2 | 1,3 | 1,0 | 0,27 |
| Formfarbantworten | FC | 1,0 | 0,7 | 0,9 | 0,45 |
| Summe der Farbantworten | SumC | 3,2 | 3,0 | 2,1 | 0,02 |
| Reine Farbdeutungen | C | 1,2 | 0,9 | 0,5 | 0,008 |
| Oberflächen (Schattierungs-)Deutungen | Fc | 0,0 | 0,0 | 0,0 | - |
| Populärantworten | P | 3,8 | 4,1 | 4,5 | 0,02 |
| Tierantworten in % | A% | 50,8 | 54,9 | 51,6 | 0,21 |
| Antwortzahl der Tafeln VIII bis X | R (VIII-X) (%) | 31,2 | 31,0 | 33,4 | - |
| Alter | - | 25,1 | 25,2 | 25,6 | - |
| Antwortzeit (Gesamte Testphase) in Sec. | T | 1 221,0 | 1 149,3 | 1 017,7 | 0,02 |
| Zeit/Tafel (durchschnittliche Antwortzeit in Sec./Tafel) | T/R | 61,9 | 55,0 | 54,5 | 0,15 |
| Originalantworten | O | 3,1 | 2,4 | 2,0 | 0,10 |
| Menschl. Ganzfigur- und Menschendetail | H + HD | 20,7 | 19,8 | 21,3 | 0,48 |
| Menschl. und Tier-Ganzfigur | H + A | 12,1 | 13,1 | 12,8 | 0,27 |
| Menschen- und Tierdetail-Antworten | Hd + Ad | 3,0 | 2,8 | 2,8 | 0,82 |
| Gute Formantworten in % *) | F + % | 53,9 | 61,1 | 66,2 | 0,001 |

*) Formschärfeprozent nach Bohm

der introversiven Komponenten im Gesamtkollektiv. Dies läßt die Annahme zu, daß bei dem Kollektiv insgesamt die Reizoffenheit für äußere Reize abnimmt und die Möglichkeit, die Affekte zu steuern, im selben Zeitraum entsprechend zunimmt.

3. Gleichbleibend hohe Formprozentwerte sprechen für eine relativ rigide verstandesmäßige Kontrolle.
4. Inhaltlich deutet die Zunahme der Populärantworten bei gleichzeitigem Rückgang der Originalantworten auf eine im Durchschnitt günstigere mitweltliche Realitätsbeziehung, allerdings um den Preis einer gewissen Ideenverarmung. Die denkinhaltliche Stereotypisierung wird durch die hohe durchschnittliche Quote von Tierantworten (A %) noch unterstrichen.
5. Die Häufigkeit guter Formantworten (F+%) nimmt im Durchschnitt signifikant zu. Zusammenfassend paßt dies zu der Annahme, daß im durchschnittlichen Verlauf des postakuten Stadiums durch die Reduzierung der affektiven Irritabilität die Qualität der Gestalterfassung gehoben worden sein könnte, allerdings um den Preis einer gewissen Rigidität und Verarmung an Originalität der Inhalte.

## 12.3 Erlebnistypus und klinische Symptomatologie

Wie weiter oben gezeigt wurde, dominieren bezüglich der hier erfaßten Rorschach-Merkmale die statischen gegenüber den im Verlauf signifikant variierenden Merkmalen. Bestimmte, sich verändernde Merkmale legen die Annahme nahe, daß der Erlebnistypus sich bei einem Teil der Patienten im Verlauf zur introversiven Richtung veränderte. Dieser Frage wird durch Verlaufskategorisierung des Erlebnistypus im folgenden weiter nachgegangen. Der primäre Erlebnistypus ist eine im Vergleich zu vielen anderen Merkmalen des Rorschach-Verfahrens relativ gut operationalisierbare Größe. Diese wird aus dem Verhältnis von Menschenbewegungsantworten zu der Summe der Farbantworten berechnet (Klopfer und Davidson 1974). Extratensiv ist ein Erlebnistypus, bei dem der so gebildete Quotient kleiner als eins ist, introversiv ein solcher, der einen Quotienten größer als eins aufweist. Um das Problem der Veränderung des Erlebnistypus bezüglich der Verläufe zu erfassen, wurden auf der Basis des jeweils individuell vorliegenden Erlebnistypus zum Zeitpunkt $t_1$ und zum Zeitpunkt $t_3$ Rorschach-Verlaufstypen gebildet. Auf diese Weise konnten vier Verlaufstypen unterschieden werden: 1. Veränderung von Extratensivität zu Introversivität, 2. Veränderung von Introversivität zu Extratensivität, 3. Konstanz von Extratensivität und 4. Konstanz von Introversivität im Verlauf. Ambiäquale Erlebnistypen wurden zur Vereinfachung der Typologie zur jeweils gleichsinnigen Kategorie zum Zeitpunkt $t_1$ respice $t_3$ zugeordnet. Am häufigsten war der Typus mit konstanter Extratensivität, gefolgt von durchgehender Introsivität. Diese beiden Verlaufstypen machen bereits $^2/_3$ der Patienten aus. Verlaufsweisen mit einer Veränderung von Extratensivität zu Introversivität und von Introversivität zu Extratensivität bildeten je etwa zur Hälfte ein weiteres Drittel des Kollektives (Tabelle 48).

**Tabelle 48.** Orientierende Übersicht zur Häufigkeit und relativen Häufigkeit vollständiger Remissionen ($t_3$) versus der Rehospitalisierung innerhalb eines Jahres nach Ende des akuten Stadiums in Abhängigkeit von den Kategorien, die auf der Basis der Veränderung des Rorschach-Erlebnistypus gebildet wurden. Erklärung der Abkürzungen: Ex → In: Übergang des Erlebnistypus von Extratensivität zu Introversität; In → Ex: Übergang des Erlebnistypus von Introversivität zu Extratensivität; Ex → Ex: Übergang des Erlebnistypus von Extratensivität zu Extratensivität; In → In: Übergang des Erlebnistypus von Introversivität zu Introversivität

| | Ex → In | | In → Ex | | Ex → Ex | | In → In | | Σ | |
|---|---|---|---|---|---|---|---|---|---|---|
| Remission | 1 | 11% | 3 | 33% | 6 | 24% | 0 | 0% | 10 | 17% |
| | 10% | | 30% | | 60% | | 0% | | | 100% |
| Rehospitalisierung | 0 | 0% | 2 | 23% | 5 | 20% | 2 | 13% | 9 | 15% |
| | 0% | | 22% | | 56% | | 22% | | | 100% |
| Sonstige | 8 | 89% | 4 | 44% | 14 | 56% | 13 | 87% | 39 | 68% |
| | 21% | | 10% | | 36% | | 33% | | | 100% |
| | 9 | 100% | 9 | 100% | 25 | 100% | 15 | 100% | 58 | 100% |
| | 16% | | 16% | | 43% | | 25% | | 100% | |

Es wurde im folgenden untersucht, ob der Verlauf bestimmter klinischer Symptomaspekte (AMDP-System) abhängig ist vom Verlaufstypus des Rorschach-Erlebnistypus. Hierzu wurde wiederum die zweifaktorielle Varianzanalyse (Gruppe, Zeit, Interaktion) mit Meßwiederholung eingesetzt. Dieser Ansatz fügt sich in den Rahmen des Untersuchungskonzeptes, in dem die Rorschach-Merkmale den klinischen Symptomen vorgeordnet sind. Als Ergebnis der systematischen Prüfung der Abhängigkeit der vier klinisch-psychopathologischen Grundkomponenten, kognitive Plus- und Minussymptomatik und affektiver Plus- und Minussymptomatik, von den definierten Kategorien der Veränderung des Rorschach-Erlebnistypus läßt sich festhalten: Es zeigt sich ein tendenzieller Einfluß ($p < 0.10$) auf den Verlauf des paranoid-halluzinatorischen, des manischen und des apathischen Syndroms (Tabelle 49). Dabei waren Patienten mit einem Erlebnistypus, der sich von Extratensivität zu Introversivität hin veränderte, diejenigen, die bezüglich des manischen und des paranoid-halluzinatorischen Syndroms bei anfänglich höchsten Scores dann einen raschen Abfall auf niedrige Werte zeigten. Patienten mit einer Veränderung des Erlebnistypus von Introversivität zu Extratensivität wiesen im Mittel bezüglich des paranoid-halluzinatorischen Syndroms, ausgehend von etwas niedrigeren Werten, ebenfalls einen raschen Abfall auf, bezüglich des manischen Syndroms dagegen einen leichten Anstieg. Patienten mit einem Verlauf von Introversivität zu Introversivität hatten die niedrigsten Werte des manischen und des paranoid-halluzinatorischen Syndroms. Das apathische Syndrom zeigte einen entsprechend kontrastierenden Verlauf, d.h. Patienten mit konstanter Introversivität wiesen durchgehend die höchsten Werte auf; Patienten mit stabiler Extratensivität im Verlauf zeigten dage-

| | Ex → In | | | In → Ex | | | Ex → Ex | | | In → In | | | Interaktion (Gruppe x Zeit) | | |
|---|---|---|---|---|---|---|---|---|---|---|---|---|---|---|---|
| | $t_1$ | $t_2$ | $t_3$ | $t_1$ | $t_2$ | $t_3$ | $t_1$ | $t_2$ | $t_3$ | $t_1$ | $t_2$ | $t_3$ | p | F | df |
| Paranoid-halluz.-Syndrom | 5,8 | 1,3 | 0,3 | 3,7 | 1,1 | 0,0 | 3,1 | 0,3 | 0,3 | 1,8 | 0,3 | 0,5 | 0.10 | 1.83 | 6.94 |
| Manisches Syndrom | 1,6 | 0,2 | 0,3 | 0,0 | 0,4 | 0,6 | 0,7 | 0,3 | 0,3 | 0,1 | 0,0 | 0,4 | 0.08 | 1.97 | 6.94 |
| Apathisches Syndrom | 4,4 | 5,1 | 3,9 | 7,1 | 3,9 | 3,6 | 5,4 | 4,7 | 3,0 | 8,2 | 5,4 | 4,2 | 0.10 | 1.76 | 6.94 |

**Tabelle 49.** Mittelwerte der Syndromscores (AMDP) zu den Zeitpunkten $t_1$ bis $t_3$ bei Gruppenbildung entsprechend dem Erlebnistypus (Rorschach). Durchgeführt wurde eine abhängige Varianzanalyse mit Meßwiederholung (2faktoriell: Gruppe/Zeit). Angegeben sind die p-Werte, F-Werte und Freiheitsgrade der Interaktion (Gruppe x Zeit) für die Syndromverläufe. Erklärung der Abkürzungen s. Tabelle 48

gen ein gleichmäßiges Absinken der im unteren Bereich gelegenen Apathiewerte und bildeten zum Zeitpunkt t₃ die Gruppe mit den niedrigsten Apathiewerten. Patienten mit einer Veränderung des Erlebnistypus von Introversivität zu Extratensivität ließen einen steileren Abfall des apathischen Syndroms im postakuten Verlauf erkennen als die Gruppe, die einen Wandel von Extratensivität zu Introversivität aufwies, bei der eine weit geringere Abnahme des von vorneherein niedrigen Apathie-Scores zu konstatieren war. Festzuhalten bleibt somit, daß die Verschiebung des Erlebnistypus im postakuten Stadium einen tendenziellen Einfluß auf den Symptomverlauf des paranoid-halluzinatorischen Syndroms, des manischen Syndroms und des apathischen Syndroms aufweist in dem Sinne, daß ein Übergang von Extratensivität zu Introversivität mit einem schnelleren Rückgang des paranoid-halluzinatorischen und insbesondere des manischen Syndroms einhergeht, ein Übergang von Introversivität zu Extratensivität ebenfalls einen Rückgang des paranoid-halluzinatorischen, jedoch eine leichte Zunahme des von vorneherein niedrigen manischen Syndromscores und vor allem einen steileren Abfall des apathischen Syndroms zeigt, als die Gruppe mit Übergang von Extratensivität zu Introversivität.

Um die klinische Interpretation dieser bemerkenswerten klinisch-psychopathologischen Verlaufstendenz weiter voranzubringen, wurde der Frage nachgegangen, wie hoch bezüglich der einzelnen Rorschach-Verlaufstypen die Quote an vollständigen Remissionen und an Rezidiven (erfaßt als Rehospitalisierung im Einjahresverlauf) postakut war. Der Verlaufstypus Introversivität zu Extratensivität zeigte die höchste Quote (33%) an vollständigen Remissionen, aber auch die höchste Quote von Rezidiven (23%). Dagegen enthielt die Gruppe der Patienten mit einem Verlauf von Extratensivität zu Introversivität eine geringere Quote an vollständigen Remissionen (11%), jedoch kein Rezidiv. Konstante Extratensivität im postakuten Verlauf zeigt mit 20% eine relativ hohe Rehospitalisierungsrate, gleichzeitig jedoch auch eine relativ hohe Remissionsrate. Stabile Introversivität wies eine mittlere Rezidivquote von 19% auf. Patienten mit konstanter Introversivität zeigten dagegen erstaunlicherweise keine einzige Remission (Tabelle 48).

Die meisten Publikationen, die Rorschach-Befunde in Beziehung zu klinischen Aspekten der Schizophrenie setzen, basieren auf Querschnittsuntersuchungen und tendieren primär auf eine Erweiterung und Verbesserung zustandsbildlich diagnostischer Probleme, insbesondere der Typologie innerhalb der Psychosen und der Abgrenzung zu Normvarianten. Ansätze zu einer Verlaufstypologie auf der Basis von Rorschach-Befunden blieben bisher in den Anfängen. Eine der wenigen Ausnahmen bildete die bereits erwähnte Arbeit von Skalweit (1934). Bemerkenswert im Blick auf die eigenen Ergebnisse sind auch die Befunde von Binswanger (1944), der zwei Verlaufstypen unterschied. Eine Gruppe der Schizophrenen zeigte während der akuten Erkrankung eine starke Verschiebung nach der extratensiven Seite. Diese Patienten wiesen in der Remission eine Veränderung zur Koartation auf. Bei dem hierzu kontrastierenden Verlaufstypus lag während der akuten Erkrankung ein koartierter Erlebnistypus vor, in der Remission dagegen trat eine Verschiebung zur Extratensivität und zur Dilatation ein. Binswanger interpretierte seinerzeit den Zusammenhang zur klinischen Symptomatik in der Weise, daß er den koartativen Erlebnistyp als adäquaten Ausdruck der Gehemmtheit und der mangelnden Äußerungsmöglichkeiten der akut schizophrenen Patienten der ersten Gruppe auffaßte, einer Gehemmtheit, die sich in der nachfolgenden Remission löse. Bei den sehr interessanten Verläufen mit Dilatation und Extratensivität im akuten Schub und nachfolgender Koartation und Introversivität blieb die Deutung offen.

Vieles spricht dafür, daß sich im Erlebnistypus und dessen Verlaufswandel strukturelle und dynamische Voraussetzungen hinsichtlich der klinischen Symptombildung, der Rezidivgefahr und der Konsolidierung, ausweisen. Berücksichtigt man diese, so liegt die Annahme nahe, daß sich im Wandel des Erlebnistypus von Extratensivität zu Introversivität ein Bremsungsvorgang, umgekehrt von Introversivität zu Extratensivität ein Lösungsvorgang widerspiegelt. Beachtet man weiter, daß sich bei der Patientengruppe mit Veränderung von Introversivität zur Extratensivität bereits zum Zeitpunkt $t_1$ niederere Werte der Plussymptomatik finden, dadurch von seiten der Plussymptomatik günstigere Voraussetzungen für eine Remission gegeben sind, gleichzeitig hier jedoch die höchste Rezidivquote festzustellen ist, so ist es naheliegend, einen Wegfall des Schutzes gegenüber Rezidiven anzunehmen. Bei der Patientengruppe mit einer Veränderung von Extratensivität zu Introversivität fand sich dagegen bei initial hoher Intensität an Plussymptomatik ein Rückgang derselben und geringe Rezidivneigung, aber auch nur ein Patient mit vollständiger Restitution. Dies könnte dafür sprechen, daß durch den Wandel des Erlebnistypus zunächst die persistierende Plussymptomatik zurückging, also durch die Verschiebung zur Introversivität eine Bremsung von persistierender Plussymptomatik erreicht wurde. Dadurch blieb ein Schutz gegenüber einer Rezidivierung erhalten, gleichzeitig persistierte aber eine affektive Einengung, die sich in dem weiterhin hohen bzw. nicht wesentlich veränderten Apathie-Score ausdrückte. Wenn dagegen von vornherein wenig Plussymptome postakut bestanden, konnte im Zuge einer Veränderung von Introversivität zu Extratensivität überwiegend eine vollständige Remission bei gleichzeitig erhöhtem Rezidivrisiko in Gang kommen. Die Patientengruppe mit unveränderter Introversivität wies einen primär relativ niederen Score der Plussymptomatik bei gleichzeitiger Persistenz eines hohen Apathiescores auf. Es liegt nahe, hier eine überkompensierende Bremsung anzunehmen, die zwar zu einem Schutz vor Rezidiven, jedoch auch einem Fehlen an vollständigen Remissionen führte. Bei der Patientengruppe mit gleichbleibender Extratensivität hingegen war der Apathiescore niederer und die Plussymptomatik im Durchschnitt deutlich rückläufig, jedoch lag die bereits erwähnte hohe Rehospitalisierungsrate bei einer gleichzeitig relativ hohen Quote an vollständigen Remissionen vor, eine Konstellation also, die zur Annahme einer bei einem Teil der Patienten fehlenden bzw. ungenügenden Bremsung seelischer Dynamik paßt.

# 13 Konsequenzen für einen klinisch-integrativen Verstehens- und Therapieansatz der postakuten Schizophrenie

## 13.1 Die postakute Konsolidierung als Konstriktion

Die Synopse des empirischen Problemfeldes und die Vielschichtigkeit der Befunde läßt Fragen nach einem, zumindest vorläufigen, integrativen klinischen Konzept aufkommen. Dieses sollte psychopathologisch und theoretisch begründet und sowohl geeignet sein, das multifaktorielle Bedingungsgefüge des postakuten Verlaufs mit seiner Beziehung zu prämorbiden, konstitutionellen, morbus-intrinsischen und sozialen, bzw. situativen Faktoren adäquat zu berücksichtigen wie auch den ärztlich notwendigen hermeneutischen Zugang zu personalen und biographischen Aspekten zu ermöglichen. Im folgenden soll daher der Versuch unternommen werden, die eigenen Befunde unter Berücksichtigung vorliegender Literaturergebnisse in einen klinisch-interpretativen Gesamtzusammenhang zu stellen. Vorrangig ist dabei zunächst ein differentielles Anliegen, nämlich strukturelle und dynamische Besonderheiten des postakuten Stadiums gegenüber anderen Verlaufsabschnitten der Schizophrenie abzuheben. Schließlich sollen daraus abzuleitende therapeutischen Konsequenzen aufgezeigt und zur Diskussion gestellt werden.

Bereits in der gewählten Abgrenzung zwischen akutem und postakutem Stadium waren strukturelle und dynamische Gesichtspunkte berücksichtigt worden. Es wurde davon ausgegangen, daß die Symptomatik der aktiven Phase (DSM-III), solange sie von affektiver Bewegung getragen war, als Ausdruck einer dynamischen Entgleisung (Janzarik 1959, 1968, 1981) und damit der akuten Psychose aufzufassen war. Mit dem spontanen oder unter neuroleptischer Medikation herbeigeführten Rückgang der dynamischen Entgleisung war die Zäsur benannt, die den Beginn des postakuten Stadiums kennzeichnen sollte. Paranoide Symptomatik und Halluzinationen wurden erst dann dem postakuten Stadium zugehörig angesehen, wenn sie stereotyp und frei von affektiver Bewegung weiterbestanden. Querschnittsbildlich sind diese Zustände allerdings – bei rein phänomenologischer Betrachtungsweise und unter Vernachlässigung des Stadien- bzw. Verlaufsaspektes – von irreversiblen Residualzuständen, beispielsweise von einfachen oder kombinierten Residuen im Sinne von Huber (1979), nicht zu unterscheiden. Somit stellt sich die Frage, worin sich das postakute Stadium letzteren gegenüber hinsichtlich seiner strukturellen und dynamischen Bedingungen abhebt. Es geht dabei jedoch nicht nur darum, welcher Art ein Zustand ist, der als irreversibler Residualzustand zu gelten hat, jedoch zunächst als „phänomenologischer Tatbestand" in der Apophänie, d.h. der akuten Psychose, nicht mitenthalten ist (Conrad 1958). Vielmehr ist die Sachlage des postakuten Stadiums deshalb verwickelter, weil es um Konstellationen geht, die passager bestehen, d.h. reversibel sein können. Der Rekurs auf eine eindimensionale dynamische Betrachtungsweise im Sinne einer Potentialreduktion (Conrad 1958) reicht hier nicht aus, da zusätzlich zu erklären ist, wie die vorübergehend aufgehobene Dynamik später wieder verfügbar wird. Exemplarische, wenn auch nicht durchwegs befriedigende Antworten auf diese zentrale Frage der Schizophrenielehre geben bekanntlich das auf zwei Dimensionen beruhende Stadienmodell von Crow (1982) und das Krankheitsprozeßmodell von Huber (1966, 1979, 1983) in seinen mit unterschiedlichen Akzentuierungen versehenen Modifikationen. Vor diesem Hintergrund sind auch die eigenen, das postakute Stadium betreffenden Befunde zu diskutieren.

Dieses Anliegen soll im folgenden unter Zugrundelegung der strukturpsychopathologischen Sichtweise, die sich auf den Strukturbegriff von Krüger (1924) und Wellek (1953) in seiner Weiterentwicklung durch Janzarik (1959, 1962, 1968, 1969) beruft, aufgegriffen werden. Seelische Struktur erscheint hier als ein relativ dauerhaftes Gefüge personaler Gerichtetheiten, von Dispositionen oder Werten. Diese bilden den tragenden Grund für individuelle Kontinuität, auf den die aktuellen psychischen Phänomene zu beziehen sind. Dynamik ist die sich in Antrieb, Emotionalität und Gestimmtheit äußernde seelische Kraft, im Sinne des griechischen Thymos, die zur Aktualisierung der Dispositionen, sei es in der Form von bildhafter Imagination oder von abstrakten Chiffren, notwendig ist. Struktur ist die Voraussetzung für geordnete dynamische Aktualisierungen. Dynamik ihrerseits, mit ihrer Nähe zu biologischen und anlagemäßigen Vorgegebenheiten, führt in biographischen Entwicklungen zu neuen Wertprägungen, die die dispositionellen Bestände der seelischen Struktur im Laufe der individuellen Entwicklung bereichern und differenzieren, führt aber im ungünstigen Falle in der Interaktion mit der Umwelt zu hoch-individuellen pathoklinen Strukturen, die beim Auftreten sie überlastender Situationen an der Auslösung einer dynamischen Entgleisung beteiligt sind. Die akute schizophrene Psychose wird als „dynamische Entgleisung" (Janzarik 1959) aufgefaßt. Sie beruht auf einem Mißverhältnis von dynamischem Druck einerseits und der Tragfähigkeit des strukturellen Gefüges andererseits (Tabelle 50). Die dynamische Entgleisung, beispielsweise in der Ausformung einer akuten paranoid-halluzinatorischen Psychose, besteht somit in einer autonom gewordenen Störung von Emotionalität und Denken, einer imaginativen Überflutung von Bildern aus dem Unbewußten, die sich mit einer „impressiven Entzügelung" (Janzarik 1959) der Wahrnehmung verbindet. Im Mittelpunkt der strukturdynamischen Auffassung des Residuums, wie sie Janzarik vertritt, stand bislang einerseits die prämorbide, anlagemäßige „dynamische Insuffizienz" (Janzarik 1959) und andererseits die durch die Psychose hervorgerufenen, irreversiblen Verformungen des seelischen Gefüges, die im Sinne einer strukturell-dynamischen Kohärenz eine dauerhafte Insuffizienz der Dynamik nach sich ziehen (Janzarik 1962, 1968). Damit sind irreversible Residuen mit Minussymptomatik auch hinreichend erklärbar. Vorrangiges Problem ist jedoch, nach den strukturellen und dynamischen Bedingungen einer grundsätzlich möglichen, zumindest partiellen Reversibilität und der situativen Formbarkeit des postakuten Residuums zu fragen, wie sie empirisch zu belegen ist.

**Tabelle 50.** Strukturdynamische Konstellation und klinisch-symptomatologische Zuordnung

| | Akute Psychose | Postakute Konsolidierung | Residuum |
|---|---|---|---|
| Konstellation | Dynamische Entgleisung (Janzarik 1959) | Konstriktion | Strukturverformung (durch Psychose) oder anlagemäßige (prämorbide) dyn. Insuffizienz (Janzarik 1959) |
| Konsequenzen | Impressive Entzügelung der Wahrnehmung (u.U. Fragmentierung der Struktur) | Reversible Bindung bzw. Bremsung der Dynamik: gegenregulatorisch/ überkompensierend/gesamthaft | Dauerhafte dynamische Insuffizienz |
| Klinische Symptomatik | Produktive Symptomatik bzw. Plussymptomatik: Überflutung mit Wahnwahrnehmungen, Halluzinationen Wahnideen | 1. Rückgang der Produktiven Symptomatik<br>2. Auftreten von Minussymptomen als Ausdruck der überkompensierenden Bremsung mit<br>a) perzeptiven Konsequenzen: Kognitive Wahrnehmungsstörungen<br>b) kognitiven Konsequenzen: Kognitive Denkstörungen<br>c) affektiven Konsequenzen: Antriebsschwäche, erhöhte Reizempfindlichkeit<br>d) Gefährdung von Intentionalität und Sinnsetzung | Minus-Symptomatik |

Vor weiteren Überlegungen ist es erforderlich, sich die psychopathologische Ausgangslage bei Vorliegen eines akuten schizophrenen Syndroms zu verdeutlichen. In der akuten Psychose kommt es zu einer „Verschiebung des Gleichgewichtes zwischen innerem Raum und Welt" (Janzarik 1959), einem dem impressiven Wahrnehmungsmodus eigenen „Übermächtigwerden des Begegnenden" (Janzarik 1959), einem Hervortreten von Wesenseigentümlichkeiten. Die beim Rückgang der dynamischen Entgleisung, beim Übergang in das postakute Residuum auftretende Lage ist psychopathologisch hierzu in vieler Hinsicht entgegengesetzt: Der inflationären Überschwemmung von Bedeutung in der Wahnstimmung ist eine postakut vorliegende Entwertung der Bedeutung von Welt zu kontrastieren. Damit ist eine neuerliche Gleichgewichtsverschiebung eingetreten, als deren Extremausformung der „schizophrene Weltverlust" (Janzarik 1959) gilt. Hierzu korrespondiert eine Einengung des Erlebnisfeldes und eine räumliche Fixierung an das unmittelbar bzw. im Wahrnehmungsraum konkret Gegebene. Huber und Gross (1977) sprachen in Anlehnung an Goldstein (1964) diesbezüglich von einer Konsolidierung mit einem „Halt im Konkreten". Der geschilderten wahrnehmungsbezogenen, kognitiven, affektiven und situativen Einengung liegt, aus der hier gewählten Sicht, eine durch Mangel an Dynamik bedingte Inaktivierung von strukturellen Dispositionen zugrunde, die auch die Besonderheit des Denkens bedingt, u.a. das „Halten an einem konkretistischen Weltverständnis" (Holm-Hadulla 1982). Die Möglichkeit, auf Situationsänderungen flexibel zu reagieren, ist eingeschränkt. Dies hängt damit zusammen, daß die im inneren Vorstellungsraum und auf dem Wahrnehmungssektor einmal vollzogenen Festlegungen von Bedeutungen starr festgehalten werden. Versuche, diese in Frage zu stellen, z.B. durch unspezifische Stimulation oder gezielte therapeutische Interventionen, werden mit in ihrem Ausmaß schwer vorhersehbaren dynamischen Bewegungen, insbesondere Angst, beantwortet. Diese der akuten Psychose polar entgegengesetzte Fixierung und Einengung erscheint somit nicht spezifisch auf bestimmte zu unterdrückende psychopathologische Phänomene bezogen, sondern umgreift die Gesamtheit des Seelischen. Man kann insofern von einer gesamthaften Bremsung der Dynamik sprechen. Durch diese gesamthafte, unspezifische Bremsung der Dynamik kommt es nicht nur zu einer Suppression der Symptome, die Ausdruck der dynamischen Entgleisung, also der akuten Psychose, sind, was wünschenswert ist, sondern darüber hinaus zu neuartigen, klinisch als Insuffizienz- oder Minussymptome zu fassenden Phänomenen. Die damit angesprochene Konstellation wird im folgenden als Konstriktion bezeichnet (Tabelle 50). Beziehungen bestehen zu dem von Heinrich (1969) beschriebenen postremissiven Erschöpfungssyndrom und zur von Janzarik so genannten reversiblen strukturellen „Retraktion" (Janzarik 1968). Die Konstriktion hat perzeptive, kognitive, affektive und intentionale Konsequenzen, die sich auf symptomatologischer Ebene eben als Minus- oder Negativsymptome niederschlagen, als Wahrnehmungsstörungen im Sinne von derealisierten oder fragmentierten Wahrnehmungen, als Denkstörungen im Sinne von kognitivem Gleiten, Gedankenabbrechen, Zerfahrenheit, als affektive Störung im Sinne von Apathie und überhöhter Reizbarkeit, schließlich als Störungen der Intentionalität und der Sinnsetzung.

Zur Verdeutlichung der theoretischen Erörterungen soll die folgende Kasuistik dienen, die den Vorgang der Konsolidierung auf der Grundlage einer Konstriktion zeigt.

*Fall 1*

Der bei der stationären Aufnahme 26jährige Patient galt bis zur Ersterkrankung als gutmütige, ruhige, weiche, wenig auf Durchsetzung bedachte Persönlichkeit. Er entstammte schlichten, aber geordneten familiären Verhältnissen und durchlief bis zur Erkrankung eine durchaus konsequente berufliche Entwicklung. Nach der Mittleren Reife absolvierte er eine Maurerlehre, legte anschließend das fachgebundene Abitur ab und besuchte die Fachhochschule, die er mit dem Diplom eines Bauingenieurs abschloß. Schon zuvor hatte der Patient die Wehrpflicht anstandslos absolviert. Bezüglich seines Verhaltens während des Wehrdienstes wurde hervorgehoben, daß er sich in die Kameradschaft hereingefunden, ja eher überangepaßt verhalten habe. Der Patient galt gegenüber Frauen als gehemmt. Zu ersten sexuellen Kontakten kam es im Rahmen von Bordellbesuchen im Jahr vor dem Erkrankungsbeginn. In dieser Zeit befreundete er sich mit einer aus dem Fernen Osten stammenden Bardame, mit der er sich später verlobte. Der Patient machte nach Beendigung des Studiums wenige Monate vor Erkrankungsbeginn mit der Verlobten eine problematisch verlaufende Fahrt in deren Heimat, konnte sich jedoch weder zu einer Trennung, worauf von seiten seiner Ursprungsfamilie gedrängt wurde, durchringen, noch stellte er sich beispielsweise durch eine definitive Bindung oder Planung einer Heirat konsequent gegen solche familiären Erwartungen und auf die Seite seiner Verlobten. Nach der Beendigung des Studiums, etwa 6 Monate vor der klinischen Dekompensation, trat zu den erheblichen privaten und familiären Spannungen eine eingreifende situative Veränderung durch den Beginn der Berufstätigkeit hinzu. Die Situation in einem personell wie strukturell sehr komplexen Großbetrieb war für den Patienten zweifellos unübersichtlicher als gewohnt. Auch konnte sich der Patient durch die Arbeitsplatzzuweisung weniger gut aus zwischenmenschlichen Spannungsfeldern zurückziehen. Der Patient trug sich schon nach kurzer Zeit mit dem Gedanken, die Arbeitsstelle zu wechseln, was aber aufgrund der Arbeitsmarktlage nicht ernsthaft erwogen werden konnte. Objektiv war man zunächst mit seinen Leistungen, wie fremdanamnestisch bestätigt wurde, durchaus noch zufrieden. Rückblickend gab der Patient zu, daß ihm zu jener Zeit erstmals der Gedanke gekommen sei, man ziehe an seinem Arbeitsplatz Erkundigungen über seinen Lebenswandel ein bzw. man wisse über seinen „unmoralischen Lebenswandel" Bescheid. Etwa 4 Wochen vor der stationären Aufnahme wurde der Patient unerwartet in eine andere Abteilung versetzt. Wie sich später eruieren ließ, hatte diese Versetzung keinerlei persönliche Gründe, sondern war allein durch betriebliche Überlegungen bedingt. Der Patient indessen, so äußerte er später, faßte diese Versetzung als Strafe für seinen unguten Lebenswandel auf. In der Folgezeit intensivierten sich die sensitiven Gedankengänge, die schließlich mehr und mehr in den Wahrnehmungsbereich vordrangen. Außerdem verstärkten sich die Konzentrationsstörungen und eine depressiv-ängstliche Grübelneigung dominierte zunehmend. Gewissensvorwürfe und Kontaktangst wie auch die Neigung zu Rückzug bzw. der Wunsch nach Arbeitsplatzwechsel, der jedoch nicht möglich war, nahmen zu. Wenige Wochen vor der stationären Aufnahme traten erstmals schmähende Stimmen hinzu, die den Patienten damit bedrängten, daß im Fernsehen und in der Zeitung über ihn Schlechtes berichtet werde.

Bei der stationären Aufnahme bestanden psychotische Ich-Störungen, u.a. gemachte Gedanken, und kommentierende Stimmen, eingebettet in eine ratlos-ängstliche Wahnstimmung. Nach Einleitung einer neuroleptischen Medikation kam es im Verlauf eines Monats zu einer allmählichen Distanzierung von den psychotischen Erlebnissen. Es persistierte allerdings eine Bedeutungsunsicherheit bei Belastungen geringfügiger Art, so beim Eintritt in für ihn neue Gruppensituationen, beispielsweise der Beschäftigungstherapie und der Bewegungstherapie. Dabei verstärkte sich bereits bei Planung und Besprechung der genannten therapeutischen „Anforderungssituationen" die Ängstlichkeit und das Rückzugsbedürfnis. Gleichzeitig traten die ohnehin noch bestehenden Konzentrationsstörungen und eine erhebliche emotionelle Einengung im Sinne einer Verflachung und Stereotypisierung der Affekte in den Vordergrund.

Trotzdem wurde etwa 4 Wochen nach Abklingen der akuten Psychose damit begonnen, den Patienten „dosiert" an die Beschäftigungstherapie heranzuführen. Zwei Monate später machte er zunächst gegen inneren Widerstand und passager verstärkte Ängstlichkeit ankämpfend einen Arbeitsversuch an einem geschützten Arbeitsplatz. Dabei wurden die Leistungen allmählich besser. Sie waren jedoch im Vergleich zu dem prämorbiden Niveau weiterhin erheblich reduziert. Die emotionelle Einengung, inzwischen ohne wesentliche Ängstlichkeit, bestand allerdings fort. Auffallend war die erhebliche Kritikminderung bezüglich der Selbst- und Situationseinschätzung. Nirgendwo sah der Patient persönliche Probleme. Bei der 6 Monate nach Rückgang der Psychose erfolgten Nachuntersuchung wirkte der Patient weiterhin emotionell eingeengt und kritikgemindert. Von den akuten psychotischen Erlebnissen war er, wie schon zuvor, entschieden distanziert. Bereits seit 3 Monaten arbeitete er wieder – offensichtlich zur Zufriedenheit des Arbeitgebers – an seinem früheren Arbeitsplatz. Bezogen auf die prämorbide Situation, die der Patient in vielen Einzelheiten ohne wesentliche emotionelle Bewegung schildern konnte, war bemerkenswert, daß er gerade jene Probleme, die seinerzeit bestimmend und besonders belastend gewesen waren, jetzt nicht mehr anerkannte und insbesondere sein damals schlechtes Gewissen und seine Scham über den Lebenswandel, die familiären Spannungen und die unentschiedene Beziehungssituation verleugnete. Die Beziehung zu seiner Verlobten, die prämorbide durchaus bewußt ambivalent gewesen war, wurde jetzt in keiner Weise mehr problematisiert. Er wolle die Beziehung zu seiner Verlobten fortführen, sie jedoch weder heiraten, noch sich von ihr trennen, außer vielleicht, wie er sagte, wenn er in eine andere Stadt ziehe. Gewissensprobleme sehe er keine, das Schamgefühl von ehedem sage ihm nichts mehr.

Bei dem Patienten kam es im Rahmen situativer Veränderungen im beruflichen und privaten Bereich zu einer akut schizophrenen Symptomatik. In prämorbiden Situationen, in denen die strukturellen Schwächen situativ äquilibriert bzw. unaufgedeckt blieben, wirkte die Persönlichkeit bis auf eine gewisse, durchaus noch nicht außergewöhnliche Abhängigkeit von Sympathie bzw. Antipathie gegenüber Autoritätspersonen und eine Überangepaßtheit bei etwa bestehendem Gruppendruck seitens der Kameraden weitgehend unauffällig. Nachdem der Patient sich in eine etwas unkonventionelle Intimbeziehung hatte hineinziehen lassen, wurden die Reifungsdefizite unverkennbar. Gefordert war zur geordneten Bewältigung der Zukunft eine Auseinandersetzung um die Herausbildung eines individuellen Werthorizontes oder auch die innere Akzeptanz der durch die Eltern repräsentierten konventionellen Wertnormen, die zur Entscheidungsgrundlage gelebter Zukunft hätte werden können. Zu der inneren Zerrissenheit und Verunsicherung traten mit der Befürchtung, man ziehe Erkundigungen über seinen Lebenswandel ein, zunehmend penetrant werdende, imaginative Einschübe hinzu. Die innere Balance ging schließlich verloren, als es zu einer zusätzlichen Belastung durch die plötzliche und unerwartete Versetzung in eine andere betriebliche Abteilung kam. Über ein etwa einmonatiges prodromales Stadium mit zunehmenden Konzentrationsstörungen, Grübelneigung, Mißtrauen und affektiven Spannungen kam es nach Überschreiten einer Schwelle zur dynamischen Entgleisung.

Bei der Unterbrechung der akuten Psychose stand im Rahmen der klinischen Behandlung sicher ein neuroleptischer Behandlungseffekt im Vordergrund. Von großer Bedeutung für die Konsolidierung war sodann, daß ein gegenüber der prämorbiden Situation wesentlich vereinfachtes Situationsangebot in Form der klinischen Tagesstruktur mit dosierbaren, beschäftigungs- und arbeitstherapeutischen Anforderungen zur Verfügung stand. Dieses war eingebettet in persönlichen Zuspruch und ein individuelles Gesprächsangebot. Bemerkenswert ist, daß der Patient die Möglichkeit, am selben Arbeitsplatz die Arbeit wieder aufzunehmen, wahrnehmen wollte und auch wahrnehmen konnte. Bei der Nachuntersuchung konnte man trotz weitgehend erfolgreicher Berufstätigkeit von einer vollständigen Remission nicht sprechen. Abgeklungen und korrigiert waren die produktiv-psychotischen Erlebnisse. Daneben war es jedoch zu einer tiefgreifenden Vereinfachung der Situationsstruktur dadurch gekommen, daß der Patient weite strukturelle Wertbereiche, die zu dem prämorbiden Konflikt geführt hatten, ausklammerte bzw. nicht mehr aktualisierte. Die dadurch bedingte Reduzierung des Werterlebens tat sich darin kund, daß der Patient prämorbid gegebene Gewissensprobleme jetzt nicht mehr anerkannte. Diese prämorbiden Strukturbereiche wurden von der seelischen Dynamik, jedenfalls zum Zeitpunkt der Nachuntersuchung, nicht mehr erreicht. Durch die gesamthafte Bremsung der seelischen Dynamik, kam es aber zusätzlich zu einer affektiven Abblassung und Nivellierung gegenüber Wertbereichen, wie Hobbies oder auch freundschaftlichen Beziehungen, die nicht in erkennbarer Weise mit dem Ursprungskonflikt zusammenhingen. Es war in der Nachuntersuchung klar zu belegen, daß die initialen Konflikte für den Patienten erlebnismäßig keine Rolle spielten. Hätte man allerdings auf einer Konfrontation diesbezüglich bestanden, wäre, so steht zu vermuten, das Risiko einer dynamischen Reaktivierung gefährdeter Strukturanteile, mithin das Rezidivrisiko, gewachsen. Nach allem war es somit bis zum Termin der Nachuntersuchung nach 6 Monaten zu einer Konsolidierung unter der Konstellation einer Konstriktion, einhergehend mit einem gesamthaft reduzierten dynamischen Niveau, gekommen, was sich symptomatologisch in einer Persistenz von Minussymptomen, situativ in einer Einengung des Lebenskreises, persönlich-existentiell in einer Ausgrenzung vordem wirksamer Wertbereiche niederschlug. Die dahinterstehenden Wertkonflikte waren zu jenem Zeitpunkt noch nicht gelöst bzw. durch erneute Bedeutungserschließung und einer daraus sich ergebenden strukturellen Festigung und Reorganisation überbrückt worden.

*Fall 2*

Die bei der stationären Aufnahme 31jährige Patientin galt prämorbide als gut angepaßt und sozial flexibel. Nach dem Mittelschulabschluß hatte sie eine kaufmännische Lehre absolviert und war danach bis zur Ersterkrankung ununterbrochen und erfolgreich als kaufmännische Angestellte bei einer größeren Firma, zeitweise im Außendienst, tätig gewesen. Seit 9 Jahren war sie mit einem gleichaltrigen Mann, der den Abschluß des Jurastudiums vor sich herschob, kinderlos verheiratet. Jahrelang stellte sie ihren, wie sie sagte, sehnlichsten Wunsch nach Familiengründung, einem Kind, zurück. Die „Familiengründung" war für die Zeit nach erfolgreich bestandenem Examen des Ehemannes geplant; „dann sollte sich auch mein Leben erfüllen", so sagte die Patientin. Obwohl der Ehemann weiterhin das Examen nicht entschieden genug anstrebte, wagte die Patientin eine entscheidende Konfrontation mit ihrem Ehemann nicht. Zwei Jahre vor Beginn der akuten Psychose begann die Patientin eine Gruppentherapie. Diese Gruppe, mit der sie sich sehr verbunden fühlte, löste sich entgegen ihrem Wunsch 2 Monate vor Beginn der akuten Erkrankung auf. Im selben Monat scheiterte der Ehemann bei dem juristischen Staatsexamen. Nach einer kurzen Zeit der Enttäuschung und Verunsicherung entschloß sich die Patientin nun ihr Leben selbst in die Hand zu nehmen, entwarf Trennungspläne, ging bei einer Dienstreise eine außereheliche Beziehung ein, fühlte sich tatkräftig und selbstbewußt. Rückblickend fand die Patientin es merkwürdig, daß sie nicht verzweifelter gewesen sei. – Auf dem Rückweg der erwähnten Dienstreise begann die akute Erkrankung: Die Patientin wurde auf der Autobahn von der Polizei gestoppt, weil sie Schlangenlinien fuhr. Es stand sogleich außer Zweifel, daß die Patientin unter dem Eindruck psychotischer Ich-Störungen und abnormer Bedeutungserlebnisse stand. So äußerte sie u.a., durch ein Überfahren der Straßen mit dem Pkw die Erde wieder fruchtbar zu machen, da, wo Beton sich befinde, wieder Gras ergrünen zu lassen. Sie ließ – gedanklich zerfahren – erkennen, daß Wahnideen mit religiöser Thematik hinter ihren Äußerungen standen, so u.a., daß sie schwanger sei und Jesus gebären werde. Im übrigen berichtete sie in polarisiertem Kontrast hierzu von körperlichen Beeinflussungserlebnissen, die sich auf den außerehelichen Partner und die Verbindung mit dunklen Mächten bezogen.

Nach der alsbaldigen klinischen Aufnahme klang die produktive Symptomatik unter intensiver neuroleptischer Behandlung erst allmählich im Verlauf von 3 Monaten ab. Neue Wahnproduktionen traten allerdings schon nach kurzer Zeit nicht mehr hinzu. Es traten dagegen eine depressiv getönte affektive Einengung, inadäquater Affekt, erhöhte Reizbarkeit, kognitive Wahrnehmungs- und Denkstörungen in den Vordergrund. Bei der Nachuntersuchung, 6 Wochen später, hatte sich eine situative Veränderung insofern ergeben, als der Ehemann sich separiert von der bisherigen Wohnung ein anderes Arbeitszimmer angemietet hatte. Er tat damit glaubhaft kund, daß er sich intensiv auf die Wiederholung des Examens vorbereiten wollte. Die Gesamtsituation hatte somit einen der Resignation entgegenstehenden Akzent erhalten. Die Patientin selbst freilich wirkte weiterhin affektiv eingeengt, klagte über Desinteresse und Kontaktängstlichkeit sowie Entfremdungsgefühl. An die Erlebnisse in der Psychose und ihre eheliche Untreue dachte sie mit Beschämung zurück; sie habe jedoch alles mit ihrem Ehemann besprochen. Wichtig war für sie zu bemerken, daß ihr Ehemann dies aushalte, er stärker sei, als sie geglaubt habe. Jedenfalls könne man ihn nicht nur als Versager ansehen. Ein halbes Jahr später waren die Situation und der psychopathologische Befund im wesentlichen unverändert. Eine vollständige Restitution lag psychopathologisch noch nicht vor. In der Verarbeitung der Psychose dominierte weiterhin die Tönung des Peinlichen bei vollständiger Krankheitseinsicht gegenüber den akut-psychotischen Erlebnissen. Diese Krankheitseinsicht fungierte geradezu als Entlastung, wenn die Patientin äußerte: „Ich kann meine damaligen Handlungsweisen nur so tolerieren, indem ich mir klar mache, daß ich damals krank war."

Offensichtlich hatte die prämorbide Struktur der Patientin den Belastungen durch die Auflösung einer therapeutischen Gruppe, der Enttäuschung über das gescheiterte Examen ihres Ehemannes und der Verzweiflung über einen ihr nicht gemäßen Versuch, einen eigenständigen Weg zu gehen, dem Druck nicht mehr standgehalten. In der Psychose traten bislang nicht zu realisierende Pläne der Lebensverwirklichung in verzerrter bzw. mythisch-religiös transformierter Form imaginativ zutage. Nach Abklingen der dynamischen Entgleisung, die durch neuroleptische Medikation herbeigeführt werden konnte, kamen situative Faktoren erneut nachhaltig ins Spiel. Der Ehemann hatte sich während der Psychose aus der Sicht der Patientin als zuverlässiger erwiesen als vordem angenommen. Zudem hatte er Initiative ergriffen, um doch noch das Examen zu absolvieren. Nach Abklingen der Psychose lebte die Patientin in stärkerer Abhängigkeit von ihrem Ehemann als zuvor, sowohl imaginativ wie real. Dies bedeutete zweifellos eine Einengung der Lebensmöglichkeiten, gelebte Konstriktion. Gleichzeitig wurde dadurch eine Konsolidierung erreicht, für deren Aufrechterhaltung weite strukturelle Bereiche von der Aktualisierung ausgenommen bleiben mußten. Symptomatologisch kam die gesamthafte Bremsung der Dynamik durch die affektive Einengung, das Desinteresse, die Kontaktängstlichkeit und das Entfremdungsgefühl zum Ausdruck. Von elementarer Bedeutung war jedoch, daß die durch die Psychose speziell in Beschlag genommenen, strukturellen Bestände von der Aktualisierung ausgespart blieben. Denkinhaltlich tat sich dies darin kund, daß der Trennungswunsch wie auch der Kinderwunsch im Erleben der Patientin keine Rolle mehr spielten, die Bereiche also, die prämorbide von vitalem Interesse gewesen waren. Für die Erlebnisweisen der akuten Psychose selbst war die Patientin vollständig krankheitseinsichtig.

Die Konstriktion darf, wie die Kasuistik zeigt, nicht auf ihre symptomatologischen Aspekte eingeengt werden. Konstriktion bedeutet passagere, am prämorbiden Niveau gemessene Einschränkung der Lebensverwirklichung, die durch eine gesamthafte Bremsung der Dynamik bedingt ist. Über deren Ursachen ist damit noch nichts gesagt. Bei deskriptiver Analyse stößt man jedoch auf die Verschränkung mit situativen Gegebenheiten: Durch die Bremsung der Dynamik wird eine Konsolidierung erreicht, wobei diese Stabilisierung mit einem teilweisen Ausschluß auch unverformter struktureller Bestände, Repräsentanzen von Hobbies, Interessen, Zielvorstellungen und persönlichen Freundschaften u.a., von der Aktualisierung erkauft wird. Es resultiert eine Reduzierung der Vielfalt seelischer Erlebnisweisen und Reaktionsmöglichkeiten. Gleichzeitig entwickelt sich interaktionell mit der Umwelt eine situative Einengung, die hierzu korrespondiert, entwickelt sich im besten Fall bei aller unter Umständen fortbestehenden hintergründigen Konflikthaftigkeit eine Vereinfachung der Situation, die als ökologische Nische, bisweilen auch als soziales Korsett (Buchholz et al. 1983) apostrophiert wurde.

Rein klinisch ist zunächst erstaunlich, daß unter der Konstellation der Konstriktion symptomatologisch ganz ähnliche Verfassungen vorkommen wie in Spätstadien bzw. irreversiblen Residuen. Die Ähnlichkeit der Symptomgestaltung wie die Unterschiede hinsichtlich der Rückbildungsfähigkeit ergeben sich daraus, daß zwar beide Male eine Reduzierung tatsächlich aktualisierter struktureller Bestände angenommen werden muß, diese jedoch in prinzipiell unterschiedlichen Konstellationen begründet sind. Während im postakuten Stadium eine reversible Bremsung der Dynamik anzunehmen ist, spricht vieles dafür, daß bei irreversiblen Residuen strukturelle Ausgliederungen, Verwerfungen bzw. Strukturverformungen gegeben sind, die dynamische Defizienzen als Konsequenz erst nach sich ziehen. Diese können nur im Rahmen von spontan oder therapeutisch herbeigeführten situativen Veränderungen differenziert werden. Auch ausgegliederte Bestände können jedoch unter entsprechenden dynamischen Bedingungen, induziert beispielsweise durch innere oder äußere Belastungen, erneut aktualisiert werden, ein Vorgang der klinisch als psychotisches Rezidiv aus einem Residualzustand heraus in Erscheinung treten kann: Das Verworfene kehrt in mehr oder weniger transformierter Form im Bereich des (psychotischen) Erlebens wieder.

## 13.2 Strukturelle und dynamische Aspekte des postakuten Verlaufs

Im folgenden werden die Verlaufsbefunde des postakuten Stadiums unter dem einheitlichen Gesichtswinkel diskutiert, daß die klinischen Plus- und Minussymptome in ihren affektiven wie kognitiven Komponenten Ausdruck einer bestimmten, hinter ihnen stehenden strukturell-dynamischen Konstellation sind. Die hierbei aufgeworfene Frage nach den strukturellen und dynamischen Charakteristika des postakuten Stadiums spitzt sich darin zu, wie es zu einer nur passageren und eben nicht irreversiblen Beschränkung der Aktualisierung struktureller Bestände kommt. Anhand der empirischen Verlaufsbefunde ist zu zeigen, daß hier insbesondere die Beachtung zeitlicher Veränderungen klinischer Syndromkomponenten und deren Stabilität bzw. Veränderung in Abhängigkeit von Persönlichkeitsmerkmalen weiterführt. Die klinischen Syndromkomponenten wiesen im Rahmen des postakuten Stadiums teils übereinstimmende, teils aber auch grundlegend differierende Charakteristika und Abhängigkeiten von Einflußfaktoren auf. Zunächst sei auf den Bereich kognitiver Plussymptomatik eingegangen. Das paranoid-halluzinatorische Syndrom zeigte postakut einen zunächst steilen, später sich abflachenden Kurvenverlauf der Mittelwerte der Gesamtgruppe. Hier setzten sich offenbar die Restitutionstendenzen nach Rückgang der dynamischen Entgleisung fort, wobei diese sich allmählich verlangsamten. Darüber hinaus zeigte sich, daß das paranoid-halluzinatorische Syndrom im postakuten Stadium bei hohem prämorbiden IQ eine schnellere Rückbildung aufwies. Damit darf bezüglich der Restitution der kognitiven Plus-symptomatik eine Verknüpfung mit prämorbide gegebenen strukturellen Bedingungen angenommen werden, wie sie z.B. im Intelligenzquotienten, einem Indikator der zur Verfügung stehenden kognitiven Kapazität, psychometrisch erfaßt werden konnten. Dies ist dahingehend zu deuten, daß, wenn die dynamische Entgleisung mit dem Beginn des postakuten Stadiums zum Stillstand gekommen ist und keine neuen strukturellen Bestände mehr in die Psychose hineingezogen werden, sich die paranoid-halluzinatorische Symptomatik bei höherer kognitiver Kapazität schneller zurückbildet. Angefügt sei, daß auch die kognitiven Minussymptome eine systematische, d.h. kontinuierlich restitutive Verlaufstendenz zeigten. Der Einfluß des prämorbiden Intelligenzquotienten auf den Restitutions-verlauf war ebenfalls signifikant. Es darf angenommen werden, daß die postakut vorliegende Konstellation der Konstriktion günstige Voraussetzungen bietet zum einen dafür, daß intrapsychische dynamische Belastungen hintangehalten werden und auch eine Abschirmung vor situativ induzierten, affektiven Belastungen erfolgt, und zum anderen dafür, daß – um den Preis einer gelebten Einigung – kontinuierliche kognitive Restitutionsprozesse ermöglicht werden.

Hinsichtlich der affektiven Plussymptomatik, zu der das manische und das depressive Syndrom gehören, kann festgestellt werden, daß die manische Syndromausprägung zwar im akuten Stadium etwa parallel zum paranoid-halluzinatorischen Syndrom zurückging; im postakuten Stadium jedoch fehlte hinsichtlich des manischen Syndroms ein signfikanter Rückgang. Das depressive Syndrom wies im akuten Stadium praktisch keine Änderung auf, fiel postakut jedoch kontinuierlich und signifikant ab. Während man somit hinsichtlich des postakuten depressiven Syndromverlaufs von einer systematischen Verlaufstendenz im Sinne einer Besserung sprechen kann, trifft dies für das manische Syndrom nicht zu. Der Verlauf der manischen Komponente ist weitaus weniger kalkulierbar als derjenige der Depressivität und der kognitiven Plus- und Minussymptome. Im psychopathologischen Aufbau des postakuten Stadiums muß berücksichtigt werden, daß die Konstellation der Konstriktion Antriebsstimmungsverschiebungen, die unter der Schwelle der dynamischen Entgleisung, d.h. eines Rezidivs, bleiben, keineswegs ausschließt. Hier ist zu berücksichtigen, daß die Ausprägung der manischen Komponente auf der Basis einer dynamischen Expansion von kritischen Bedingungen abhängig ist: Zum einen vom jeweils vorgegebenen dynamischen Potential und zum anderen von den strukturellen Voraussetzungen, die im Sinne einer Fixierung oder Bremsung der dynamischen Entgleisung entgegenwirken. Die im postakuten Stadium vorliegende strukturelle Verfassung reicht zu einer richtungsbestimmenden Integration der Dynamik u.U. dann nicht mehr aus, wenn es zu einer allmählichen Lösung der Konstriktion kommt. Dadurch entsteht in gewissen klinischen Verläufen die Gefahr eines plötzlichen kritischen Umschlags mit erneuter expansiv-dynamischer Entgleisung und darüber hinausgehender produktiver Symptombildung gerade zu dem Zeitpunkt, zu dem ein deutlicher Trend zur Besserung einzusetzen scheint.

Aufgrund der heterogenen Verlaufstendenzen bzw. der breiten Streuung der Durchschnittswerte affektiver Syndromkomponenten im postakuten Stadium ist es für die weiteren Überlegungen sinnvoll, die Ergebnisse der typologisch-deskriptiven Analyse beizuziehen. Es zeigte sich, daß sich die Häufigkeit von Patienten mit dem Merkmal Depression zunächst nur geringfügig änderte und erst zum Zeitpunkt t₃ deutlich zurückging. Die Häufigkeit von Patienten mit manischer Syndromausprägung nahm erwartungsgemäß vom akuten zum postakuten Stadium ab, im späteren Verlauf des postakuten Stadiums jedoch wieder leicht zu. Die Mehrzahl der Patienten zeigte während des erfaßten akuten und postakuten Stadiums lediglich eine monopolar depressive Syndromausprägung. Eine geringere Anzahl von Patienten wies jedoch eine bipolare, zumeist primär manische Symptomatik auf. Es waren dies jene Patienten, die häufig einen raschen Rückgang der Antriebsstimmungsverschiebung, aber auch oft im weiteren Verlauf eine erneute Antriebsstimmungsimbalance aufwiesen.

Die Häufigkeit von Patienten mit apathischer Symptomatik nahm vom akuten zum postakuten Stadium erheblich zu. Im postakuten Stadium ergab sich insbesondere eine Verschiebung von den zunächst häufigsten gemischten Insuffizienzsyndromen, die gleichzeitig eine paranoid-halluzinatorische und apathische Syndromausprägung zeigten, zu den reinen Insuffizienzsyndromen, die lediglich eine apathische, von paranoid-halluzinatorischen Beimengungen freie Syndromausprägung zeigten. Es erwiesen sich solche Verlaufsmodi bezüglich einer im Beobachtungszeitraum eintretenden Remission als günstig, die bereits unmittelbar postakut ein reines Insuffizienzsyndrom ohne paranoid-halluzinatorische Symptombeimengung zeigten. Dies ist dahingehend zu bewerten, daß eine früh im postakuten Verlauf auftretende Apathie ein Ausdruck von Konsolidierungstendenzen sein kann, insbesondere dann, wenn kognitive Plussymptome nicht vorliegen.

Es läßt sich somit sagen, daß bei Betrachtung der Gesamtgruppe auf der Basis der erwähnten syndromalen Typenbildung unterschiedliche affektive Verlaufsstile festzustellen waren. Während sich bezüglich der apathischen Syndromgestaltung im postakuten Stadium ein stetiger Verlaufstrend hin zu psychopathologisch weniger konturierten Zustandsbildern abzeichnete, waren im Blick auf die affektive Plussymptomatik, auf das manische Syndrom also, mit einem plötzlichen erneuten Auftreten von affektiver Plussymptomatik im Verlauf zu rechnen. Damit bestätigte sich die Auffassung, daß je nach dynamischer Ausstattung, die ihrerseits wiederum von strukturellen Gegebenheiten abhängig ist, unterschiedliche Risiken hinsichtlich erneuter dynamischer Bewegungen bzw. Antriebsstimmungsverschiebungen vorgezeichnet sind. Es liegt nahe, zu fragen, ob sich die unterschiedlichen Verläufe auf eine unterschiedliche Ausprägung der strukturell-dynamischen Konstriktion zurückführen lassen.

In der weiteren Interpretation sind die Ergebnisse der persönlichkeitspsychologischen Ebene zu berücksichtigen. Festzuhalten bleibt, daß eine Veränderung des Erlebnistypus (Rorschach) mit tendenziellen Einflüssen auf den Symptomverlauf einherging. Zusätzlich ist bemerkenswert, daß diejenigen Patienten, die einen Rorschach-Verlaufstypus von Introversivität zu Extratensivität zeigten, die höchste Quote an vollständigen Remissionen, aber auch die höchste Quote an Rezidiven (gemessen an der Rehospitalisierungsrate) aufwiesen, obwohl bei dieser Subgruppe das manische und paranoid-halluzinatorische Syndrom von vornherein niedrig war. Bemerkenswerterweise war hier jedoch der gleichzeitige Rückgang der Apathie am stärksten. Dagegen enthielt die Gruppe der Patienten mit einem Rorschach-Verlauf von Extratensivität zu Introversivität keinen Patienten mit Rezidiv, allerdings auch nur einen Patienten, der bis zum Ende des postakuten Stadiums vollständig remittierte. Diese Verschiebung des Erlebnistypus brachte es mit sich, daß ein hohes Ausgangsniveau von Plussymptomen zurückging, während der Verlauf der affektiven Minussymptomatik keine wesentliche Veränderung zeigte. Das spricht dafür, daß sich im Wandel des Erlebnistypus von Extratensivität zu Introversivität ein Bremsungsvorgang, umgekehrt von Introversivität zu Extratensivität ein Lösungsvorgang widerspiegelt, wobei Bremsung mit entsprechend ungünstigen Auswirkungen auf die Minussymptome und geringerem Rezidivrisiko verbunden ist, während Lösung mit einem günstigen Effekt auf die Minussymptome, jedoch mit weniger günstigen Auswirkungen hinsichtlich der Plussymptome bei gleichzeitig erhöhtem Rezidivrisiko einhergeht. Auf diese Zusammenhänge, die sich unter einem regulativen Aspekt interpretieren lassen, soll im folgenden näher eingegangen werden.

## 13.3 Regulative Vorgänge und Konstriktion

In jüngerer Zeit stellte sich eine Reihe von Autoren die Frage nach regulativen Kontrollmechanismen als Grundlage von Restitution, Chronifizierung und Rezidivierung. So wurde die Auffassung vertreten (Strauss 1987), daß diese unabhängig von der möglichen biologischen Basis auf psychologischer Ebene eher erfaßt werden könnten. Strauss führte dazu aus, daß Regulationsvorgänge, die auf eine Kontrolle perzeptiver, kognitiver und affektiver Komponenten zielten, der Aufrechterhaltung einer neuen Homöostase während eines postakuten Übergangsstadiums („Mini-Hibernation") dienten. Obwohl der Verlaufsabschnitt nicht hinreichend präzisiert wurde, ist es offensichtlich, daß dieser mit dem hier gemeinten postakuten Stadium näherungsweise kongruent ist. Payne und Hewlett (1960) haben schon früher in der postakut auftretenden Verlangsamung („Retardation") kognitiver Prozesse einen unseres Erachtens vergleichbaren regulativen Vorgang beschrieben. Plaum (1975) entwickelte auf der Basis seiner empirischen Befunde die Vorstellung einer „retentiven" Regulation der kognitiven „Elabierungen". Plaum sah in den Elabierungen bzw. kognitiven Entgleisungen in Anlehnung an die sog. „cognitive slippages" (Meehl 1962) Entäußerungen der produktiven Psychose. In der Retention dagegen sah er einen Regulationsvorgang, der in den darauffolgenden chronischen Verlaufsabschnitten eine bessere Bewältigung der Störungen ermöglichen sollte. Plaum wies darauf hin, daß durch diese „Bremsung" rein phänomenologisch allerdings andere Störungen neu manifest würden; insbesondere wies er auf eine Zunahme der Stereotypisierung und eine Reduzierung der Kreativität hin.

Macht man sich aufgrund der anfangs näher erläuterten theoretischen Zusammenhänge die Überlegung zu eigen, daß das Rorschach-Verfahren Einblicke in die dispositionellen Voraussetzungen klinischer Symptombildung gestattet, so ist es bemerkenswert, daß sich bei einer entsprechenden Verlaufstypenbildung eine tendenzielle Abhängigkeit des Symptomverlaufs vom Erlebnistypus nachweisen ließ.

Das erhöhte Rezidivrisiko der Gruppe mit einer Veränderung von Introversivität zu Extratensivität würde durch den Umstand plausibel, daß die Verschiebung zur Extratensivität eine erhöhte affektive Ansprechbarkeit gegenüber situativen Stimuli und emotionalen Belastungen einschließt. Introversivität indessen bedeutet gegenüber Extratensivität eine Herabsetzung der Empfänglichkeit für Außenreize sowie eine Reduzierung von Spontaneität, Impulsivität, im ganzen eine Reduzierung risikobelasteter dynamischer Bewegungen. Die mittels des Rorschach-Verfahrens zu belegenden Veränderungen des Erlebnistypus mit ihren symptomatologischen Implikationen lassen sich als Ausdruck einer im postakuten Stadium mehr oder weniger befriedigend abgestimmten dynamischen Bremsung, resp. Lockerung derselben, im Rahmen einer wechselnd ausgeprägten strukturell-dynamischen Konstriktion auffassen. Die Abstimmung erfolgt offenbar entsprechend dem hinter den Plussymptomen stehenden dynamischen Aktualisierungsdruck und insofern im Sinne eines Regulatives.

Die auf gruppenstatistischen Ergebnissen basierenden Überlegungen werden durch die folgende Verlaufskasuistik ergänzt, die zeigt, daß das Problem der Rezidivierung offenbar wesentlich damit zusammenhängt, daß das angenommene Regulativ, die dynamische Bremsung, nicht ausreicht. Situativ stimulierende Belastungen bzw. wohl auch im einzelnen nicht bekannte biologische Voraussetzungen können den dynamischen Druck in einer Weise erhöhen, daß es zu einer Aktualisierung gefährdeter bzw. kritisch verformter Strukturanteile und damit zu einem Rezidiv kommt. Strauss et al. (1985) stellten konvergierend hierzu fest, daß es häufig gerade nach einer verzögerten Besserung, einem Plateau bzw. einem „Moratorium", zu einem kritischen Veränderungspunkt (Change Point) komme. Dabei sei es schwierig vorauszusagen, ob sich eine Besserung, mithin eine erwünschte Zunahme an Initiative und kognitiver Kompetenz, oder eine bereits eine Rezidivierung ankündigende und somit kritische Aktivitätszunahme anbahne.

*Fall 3*
Der bei Beginn der Ersterkrankung 22jährige Patient wuchs zusammen mit drei Schwestern eher verwöhnt in einer auf Harmonie und Zusammenhalt bedachten Familie auf. Nach der erfolgreich absolvierten Lehre als Elektroniker war er zunächst arbeitslos, bis er über Freunde seiner Eltern in einem etwa 200 km entfernten Ort in einer kleinen Firma eine Stelle bekam. Er überwand seine inneren Widerstände, von zu Hause wegzugehen und war in der ersten Zeit begeistert von seinen guten „Chefeltern". In dieser Zeit lernte er eine Freundin kennen, mit der er sexuelle Beziehungen aufnahm. In dieser Zeit kamen dem Patienten erstmals mißtrauische Gedanken, von dem zunächst idealisierten Chef ausgenutzt und nicht richtig anerkannt zu werden. Schließlich meinte er, aus Äußerungen des Chefs beschämende Anspielungen bezüglich seiner sexuellen Beziehung herauszuhören. Vier Monate vor der klinischen Aufnahme kam es zu einer schweren Auseinandersetzung mit seinem Chef, als dieser von ihm verlangte, daß er eine Schere holen solle. Er verweigerte dies, da er der Auffassung war, daß er, wie er zunächst sagte, gedemütigt werden sollte. – Nach Abklingen der akuten Psychose konnte mit dem Patienten über die damalige Situation ausführlich gesprochen werden. Er gab an – ganz offensichtlich war es im Rahmen einer Wahnstimmung zu einer imaginativen Überflutung unbewußter Bestände gekommen –, daß er bezüglich dieser Schere mit hochgradiger Angst an eine kleine Schmuckschere habe denken müssen, die seine Freundin an einer Halskette getragen habe. In der Folgezeit verstärkten sich die Konzentrations- und Leistungsstörungen zunehmend. Der Patient arbeitete kaum mehr, zog sich vor Kontakten zurück, machte sich Vorwürfe, weil er seine Eltern verlassen habe. Dies entsprach offensichtlich einer völlig falschen Akzentuierung, da die Eltern ihn eher dazu gedrängt hat-

ten, diese Stelle anzunehmen. Am Vortag der stationären Aufnahme waren erstmals sicher diagnostizierte, produktiv-psychotische Symptome, Wahnwahrnehmungen, Personenverkennungen und körperliche Beeinflussungserlebnisse, diagnostisch zu belegen. So meinte er, in allen Menschen Vampire zu erkennen, und sah dahinter die Einwirkung des Teufels, der alles lenke. Weiter äußerte er u.a. den Wunsch, man möge ihm Hormone verabreichen, daß die männlichen Geschlechtsmerkmale verschwänden.

Sechs Monate später war der Patient von den akut-psychotischen Erlebnissen distanziert, jedoch weiterhin mißtrauisch, selbstbezogen, in komplexeren Situationen voller Bedeutungsunsicherheit. Psychotische Neuproduktionen konnten dagegen nicht belegt werden. Über die Verarbeitung der akuten Psychose konnte mit dem Patienten ohne Schwierigkeit gesprochen werden. So äußerte er, daß sein Stolz durch die Psychose gelitten habe. Außerdem sei durch das Verhalten seines Chefs seine Selbstachtung zerstört. Hier zeigten sich noch paranoide Relikte bzw. eine rationalisierende Verarbeitung, die psychotische Erlebnisse mitverwendete. Unter anderem berichtete der Patient, daß er bei einem vor kurzem beobachteten Verkehrsunfall für einen Augenblick daran gedacht habe, daß sein Chef dahinter stecke. Er wisse allerdings, daß dies nicht der Fall sei. Bei der Nachuntersuchung berichtete der Patient des weiteren, daß er seit seiner Entlassung aus der stationären Behandlung zu Hause sei und sich dort intensiv mit Elektronik beschäftige. Er wolle sich für einen Wiedereinstieg in seinen Beruf vorbereiten. In seinen sonstigen Interessen erschien der Patient deutlich eingeengt.

Der Patient lebte bis zum Beginn der Psychose weitgehend angepaßt und war weder sozial noch psychopathologisch auffällig. Nach einer eingreifenden situativen und beruflichen Veränderung, die Reifungsanforderungen im beruflichen, gleichzeitig auch im persönlichen Bereich mit sich brachten, kam es zu einer Zunahme des imaginativen Druckes, schließlich, im Rahmen einer dynamischen Entgleisung, zu einer imaginativen Überflutung und zur Wahnbildung. Thematisch dominierte in der akuten Psychose eine Polarisierung, die auf einen Umschlag vorgängiger Idealisierung in Entwertung u.a. zurückzuführen war. Die Entwicklungsanforderung, wie sie vor der Psychose gegeben war, bedeutete zunächst einerseits eine Chance, einen Entwicklungsschritt hin zu größerer Autonomie zu tun. Offensichtlich überforderte die Komplexität und Neuartigkeit der Situation die strukturellen Voraussetzungen des Patienten, wobei der Verzicht auf den vertrauten familiären Rahmen eine entscheidende zusätzliche Komponente, die die Verunsicherung verstärkte, dargestellt haben dürfte.

Bei der Nachuntersuchung, 6 Monate nach Sistieren der akuten Psychose, bestand, wie aus dem oben geschilderten Befund zu entnehmen ist, eine deutliche Einengung des Lebenskreises. Der Patient wohnte wieder in der Familie, war durchaus an praktischen Aufgaben interessiert und beschäftigte sich einigermaßen zielgerichtet mit elektrotechnischen Arbeiten, um sich auf einen beruflichen Wiedereinstieg vorzubereiten. Allerdings wirkte der Patient noch mißtrauisch. Auffallend war weiter, daß er seine persönlichen Ansprüche ganz auf einen eingeengten Lebenskreis zurückgenommen hatte, ohne sich damit kritisch auseinanderzusetzen. Zur Konsolidierung war es somit unter der Konstellation einer Konstriktion gekommen, die an die bereits prämorbid offenbar noch notwendige situative Stützung durch die Eltern und Familie anknüpfte. Der Versuch, mit ihm die weitere berufliche Entwicklung im Gespräch zu bearbeiten, aktivierte ihn; gleichzeitig wurde deutlich, daß auch Ängstlichkeit, Mißtrauen und dementsprechend ausgerichtete Imaginationen induziert wurden. Aus diesem Grunde wurde auf ein diesbezügliches und potentielle Anforderungen implizierendes Gespräch vorläufig verzichtet.

Die unter der Konstellation der Konstriktion sich ergebende Beschränkung auf einen überschaubaren Lebenskreis mit einer gegenüber früher deutlichen Reduzierung von Intentionalität und Interesse war als gegenregulatorische dynamische Bremsung der Dynamik gegenüber der Akuisierung der Psychose aufzufassen und, wie sich zeigte, streng zu respektieren. Letztere war zwar durch situative Stimulierung aufzubrechen, brachte dann jedoch erhebliche Gefährdungen mit sich, zumindest noch zum Zeitpunkt der Nachuntersuchung, bis zu dem es nicht gelungen war, die Konflikte, welche die altersgemäße Entwicklung verzögerten, in der Therapie zu bearbeiten und dadurch zu einer strukturellen Nachreifung zu kommen.

*Fall 4*
Der bei der Ersterkrankung in seiner Familie lebende 20jährige Patient galt im Kindergarten und in der Schule als Einzelgänger, wobei aus seinen Äußerungen zu entnehmen war, daß er sich immer nach Kontakt gesehnt hatte. In der prämorbiden Persönlichkeit lagen widersprüchliche Wesenszüge mit einerseits mißtrauisch-reizbarem und jähzornigem, andererseits eher gutmütigem, fleißigem und überangepaßtem Verhalten vor, wenn er sich akzeptiert fühlte. Bemerkenswerterweise scharte er in den Jahren vor der Erkrankung einen Kreis jüngerer Kameraden um sich, die er zum Teil bei Gasthofbesuchen aushielt, offensichtlich um Kontakt zu haben. Sieben Monate vor der akuten Erkrankung trennte sich seine erste Freundin völlig überraschend unter demütigenden Umständen von ihm. Noch kurze Zeit davor hatte er ihr beim Tapezieren ihres Zimmers geholfen. Obwohl er sich alle Mühe gegeben habe, sei sie unzufrieden gewesen. Jedenfalls ging diese Trennung für den Patienten mit einer erheblichen Labilisierung des Selbstwertgefühls einher, wobei sich diese Verunsicherung mehr und mehr ausweitete und auch seine berufliche Tätigkeit – er war gelernter Maler und Tapezierer – tangierte. Wenige Tage vor dem akuten Erkrankungsbeginn hatte es im Malereigeschäft einen Zusammenstoß gegeben. Normalerweise habe er alles gemacht, was man von ihm verlangt habe. An jenem Tag jedoch habe er sich geweigert und, wie er meine, berechtigt gewehrt. Er habe dadurch erheblichen Tadel auf sich gezogen. Seit diesem Zeitpunkt verstärkte sich eine mißtrauisch-ängstliche Grundstimmung, wobei die Vermutung in den Vordergrund trat, daß man etwas gegen ihn unternehmen wolle, weil er sich gewehrt habe. Der Beginn der produktiven Symptomatik datierte wenige Tage später. Während eines nächtlichen Gewitters hörte der Patient bedrohende Stimmen, meinte, Verfolger rüttelten an einem Rolladen, um ihn abzuholen. Bei der klinischen Aufnahme bestand ein mit bedrohlichen Stimmen in Zusammenhang stehender Verfolgungs- und Vergiftungswahn. Die akute Symptomatik bildete sich nach ca. einem Monat zurück. Danach bestanden keine Neuproduktionen des Wahnerlebens mehr. Die geordnete Tagesstrukturierung der Kliniksituation in eins mit einer dosierten Belastung führte innerhalb weniger Wochen zu gefühlshaft unterlegter Motivierung, einem Aufleben von Interessen bei erneuter, durchaus zielgerichteter Intentionalität, guten kognitiven Wahrnehmungs- und Denkleistungen sowie einer frisch wirkenden Affektivität. Nach der klinischen Entlassung begann der Patient wieder an der früheren Arbeitsstelle als Malergeselle zu arbeiten. Er wirkte zu jener Zeit, wie schon während des stationären Aufenthaltes, eher aufgelockert, schwungvoll, voll neuer Initiative. Zwei Monate später jedoch erfolgte überraschend die Kündigung. Kurze Zeit danach kam es zur erneuten stationären Aufnahme mit einer akuten schizophrenen Symptomatik.

Bereits in der prämorbiden Persönlichkeit lassen sich Züge von Disharmonie und Widersprüchlichkeit gut belegen. Nach einer Trennung von einer Freundin unter kränkenden Umständen bahnte sich ein prodromales Stadium mit Leistungsrückgang, Rückgang der konzentrativen Fähigkeiten sowie erhöhter Reizbarkeit an. Zur akuten psychotischen Dekompensation kam es nach einem Zusammenstoß an der Arbeitsstelle, in dessen Gefolge der Patient erheblichen Tadel auf sich zog. Dies traf ihn insofern besonders hart, als sich sein ohnehin angeschlagenes Selbstgefühl in dieser Zeit auf diesen einigermaßen intakten beruflichen Bereich abgestützt hatte. Die psychotischen Erlebnisse knüpften zwar zunächst an den Bedrohlichkeitscharakter der Ausgangskonstellation an, waren aber im weiteren Verlauf mehr und mehr imaginativ von dieser Situation losgelöst. Nach vollständigem Rückgang der dynamischen Entgleisung gewannen die situativen Bedingungen im Sinne einer stützenden Stabilisierung erwartungsgemäß eminente Bedeutung. Ganz offensichtlich war es unter den Bedingungen der stationären Therapie, die selbstverständlich auch eine neuroleptische Medikation einschloß, zu einer raschen Konsolidierung gekommen, die schon nach wenigen Wochen keinerlei Hinweise für das Vorliegen einer Konstriktion, d.h. einer dynamischen Bremsung, mehr bot. Dies war u.a. Anlaß seitens der behandelnden Ärzte für eine vorsichtig optimistische prognostische Beurteilung bei der Entlassung, zumal auch ein Wiederanknüpfen an die im ganzen bewährte berufliche Situation und somit Kontinuität in diesem wichtigen Bereich möglich schien. Aber gerade von daher ging die künftige Gefährdung aus, da die strukturellen Schwächen und Empfindlichkeiten fortbestanden und auch ein Schutz im Sinne einer gegenregulatorischen Bremsung – relativer – dynamischer Überschüsse nicht gegeben war. Eine nicht voraussehbare Kündigung traf den Patienten schwer. Wenig später kam es zu einer erneuten dynamischen Entgleisung aus einer Befundlage heraus, die nach wie vor eher zu einem vorsichtigen Optimismus hätte berechtigen können.

Es darf somit festgestellt werden, daß eine Reihe neuer Ansätze in dem Gedanken konvergieren, mit psychopathologischer Methodik die regulativen Vorgänge des postakuten Stadiums und die damit einhergehenden gesamthaften seelischen Alterationen zur Darstellung zu bringen. Psychologische und psychopathologische Ansätze, die geeignet sind, die strukturellen und dynamischen Voraussetzungen zu erfassen, weisen gruppenstatistisch wie auch in klinisch-kasuistischer Hinsicht darauf hin, daß einer gesamthaften Bremsung der Dynamik – als Gegenregulation gegenüber den dynamischen Überschüssen der akuten Psychose – in der Konsolidierungsphase des postakuten Verlaufs große Bedeutung beizumessen ist. Dies gilt insbesondere dann, wenn es noch zu keiner grundlegenden strukturellen Reorganisation gekommen ist bzw. situative Belastungssituationen persistieren.

## 13.4 Die graduelle Lösung der Konstriktion als Grundfrage der Therapie des postakuten Stadiums

Mit dem Zurücktreten der das akute Stadium der Psychose kennzeichnenden dynamischen Entgleisung wird im postakuten Stadium die gleichzeitige Berücksichtigung dynamischer und struktureller Aspekte, wie oben gezeigt werden konnte, zum zentralen Problem. Angesprochen sind hier die Eigenschaften postakuter Zustandsbilder, und zwar in erster Linie ihre situative Formbarkeit durch therapeutische Interventionen hinsichtlich psychopathologischer Merkmale und des Sozialverhaltens (Tabelle 51) sowie hinsichtlich der Rezidivneigung (Tabelle 52). Interventionen sind möglich durch Medikation, Training von Fertigkeiten und psychotherapeutische, psychagogische, milieu- und verhaltenstherapeutische Ansätze. Wing und

**Tabelle 51.** Situative Formbarkeit postakuter schizophrener Zustandsbilder

| Merkmalsbereich | Art der Intervention Situative Bedingung | Effekt |
|---|---|---|
| *A. Psychopathologie:*<br>1. Antrieb und Affektivität:<br>Wing u. Brown (1970) | Soziale Stimulation | Besserung der Apathie |
| Brady (1984) | Verhaltenstherapie (Token economy) | Fraglich; geringe Generalisierung |
| Gardos et al. (1976); Anthony et al. (1978) | Neuroleptische Medikation | Dämpfung; Verstärkung der Apathie |
| 2. Kognition:<br>Brenner et al. (1987) | Kognitives und soziales Training | Besserung der Kognition |
| Kraemer et al. (1987) | Kognitives Training | Besserung der Kognition |
| *B. Sozialverhalten:*<br>Mosher (1975) | ”Therapeutic community” | Besserung der sozialen Funktionen |

Brown (1970) konnten belegen, daß die sog. Negativsymptomatik in hohem Maße mit sozialer Unterstimulation in eingeengten Lebensbereichen zusammenhängt und in stimulationsreicherer Umgebung teilweise reversibel sein kann. Um die puristische Verhaltenstherapie ist es eher still geworden, insbesondere wegen der mangelnden Generalisierbarkeit der Besserung außerhalb der Stationen (Brady 1984). Die neuroleptische Medikation muß in diesem Zusammenhang hinsichtlich einer eventuellen Verstärkung der Apathie und daraus sich ergebender Rehabilitationserschwerung problematisierend erwähnt werden (Gardos et al. 1976; Anthony et al. 1978). Auf die Bedeutung des kognitiven Trainings zur Verbesserung der Kognition selbst haben eine Reihe von Arbeitsgruppen seit Jahren aufmerksam gemacht (Brenner et al. 1987; Kraemer et al. 1987). Aufgrund neuerer Ergebnisse sind die Therapieeffekte eher mit Zurückhaltung zu bewerten (Funke et al. 1989). Fraglich ist jedenfalls, ob hiermit auch eine Verbesserung anderer psychopathologischer Bereiche bzw. des Gesamtzustandes und der Rezidivgefahr zu erreichen ist. Durch Milieutherapie im Sinne der therapeutischen Gemeinschaft ist in erster Linie das Sozialverhalten zu stabilisieren (Mosher et al. 1975). Soziale Stimulation verbessert das Bild nur bis zu einem bestimmten individuellen Niveau, wird diese weiter forciert, kommt es nicht zu weiterer Besserung, sondern es nimmt die Gefahr von psychotischen Rezidiven zu (Wing et al. 1964). Die Rezidivgefahr durch Überstimulation wurde auch durch die Expressed-emotion-Forschung bestätigt. Vaughn und Leff (1976) konnten zeigen, daß die Rückfallraten von Patienten mit hoher An-

**Tabelle 52.** Rezidivneigung postakuter schizophrener Zustandsbilder

| | Art der Intervention/ Situative Bedingung | Literatur |
|---|---|---|
| Erhöhtes Risiko | Forcierte Stimulation<br>Crises and life changes<br>Angehörigenemotionalität: Hohe Expressed emotion (EE) | Wing et al. (1964)<br>Brown u. Birley (1972)<br>Vaughn u. Leff (1976) |
| Vermindertes Risiko | Rückzug im Sinne einer Schonung vor EE | Vaughn u. Leff (1976) |
| | Neuroleptische Medikation, insbesondere in Kombination mit Soziotherapie | Goldberg et al. (1977) |
| | "Selbsteinsicht" fördern; Coping | Süllwold (1983) |
| | Familientherapie (Verbesserung des familiären Klimas) | Hogarty (1985) |
| | Besserung von Krankheitseinsicht (Gruppenarbeit) | Buchkremer u. Fiedler (1987) |

gehörigen-Emotionalität signifikant höher waren als jene bei Patienten, die Angehörige mit niedrigem Expressed-emotion-Score aufwiesen. Daß lebensverändernde Ereignisse, insbesondere solche, die Neuanpassung und Wechsel implizieren, im Vorfeld von Akuisierungen überzufällig häufig sind, gilt in der Life-events-Forschung seit den Arbeiten von Brown und Birley (1972) als weitgehend gesichert. Gut belegt ist, daß durch Neuroleptika die Rückfallwahrscheinlichkeit herabgesetzt wird und die Resultate durch Soziotherapie weiter verbessert werden (Goldberg et al. 1977). Darüber hinaus konnte Hogarty (1989) zeigen, daß bei mit Neuroleptika standardbehandelten Patienten, deren familiäres Klima durch Familientherapie gebessert wurde, gegenüber der Kontrollgruppe signifikant weniger Rückfälle auftraten. In der Studie von Vaughn und Leff (1976) war bereits deutlich geworden, daß Rückzug, im Sinne einer Schonung vor hoher Angehörigen-Expressed-emotion, mit einer verminderten Rezidivquote einherging. Darüber hinaus konnten Buchkremer und Fiedler (1987) die schon früher von Süllwold (1977) vertretene Auffassung untermauern, daß die durch Gruppenarbeit erlangte größere Krankheitseinsicht, das Erkennen situativer Vorbedingungen der Erkrankung und das Entwerfen von Coping-Strategien die Rezidivquoten reduzierte.

Sieht man in der Konstriktion ein unspezifisches Regulativ gegenüber der dynamischen Entgleisung, jedoch verbunden mit dem Auftreten von unerwünschten psychopathologischen Begleiterscheinungen, symptomatologisch gesehen also insbesondere von Minussymptomen, so ist der kontrollierten Lösung der Konstriktion

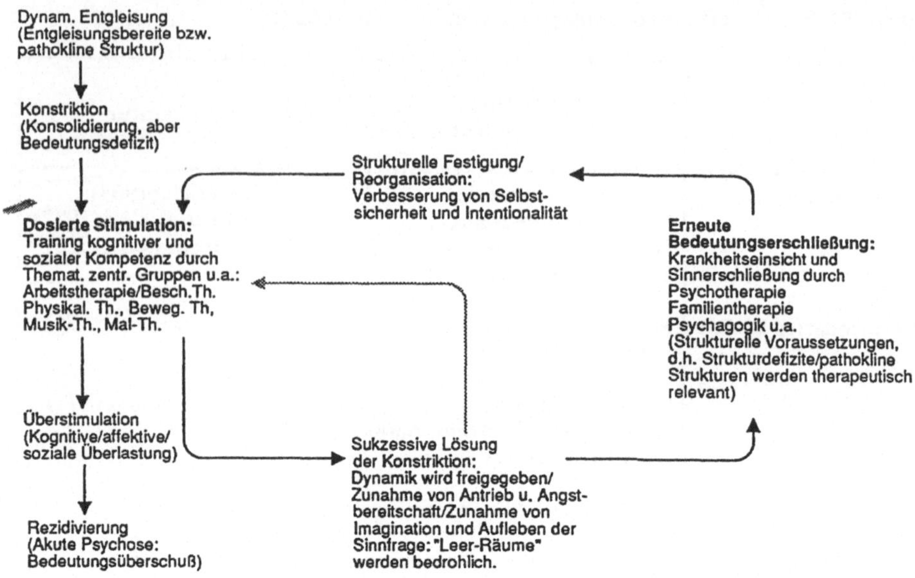


**Abb. 18.** Lösung der Konstriktion und Bezogenzeit funktionaler und personaler Therapieansätze im therapeutischen Zirkel

bezüglich der weiteren Restitution eine hohe Bedeutung beizumessen sein
(Abb. 18). Als therapeutisch wesentlich ist jedoch zu beachten, daß mit der Lösung
der Konstriktion durch situative Stimulierung die Gefahr einer Überstimulierung
und damit Rezidivgefahr einhergeht. Auch die dosierte situative Anforderung im
Rahmen von kognitiven und sozialen Trainingsprogrammen sowie anderen thematisch zentrierten Gruppen, wie Arbeits- und Beschäftigungstherapie, führt zu einer
gewissen Lösung der Konstriktion mit einer Zunahme innerer Unruhe und Angst,
einer Zunahme auch von Imagination und einem Aufleben der Sinnfragen. Kommt
es jedoch gleichzeitig zu einer situativen Stützung mit Hilfe derer Strukturschwä-
chen ausgeglichen werden, bedeutet die Lösung der Konstriktion eine Chance zu
kompensatorischer Eigenaktivität. Durch die wiedereröffneten Aktualisierungs-
möglichkeiten der blockierten dispositionellen Bestände werden gleichzeitig auch
neue Auseinandersetzungsmöglichkeiten erschlossen. Die Dynamik, die durch die
Konstriktion vordem gebunden war, kommt wiederum zur Darstellung. Es resultie-
ren insgesamt neue, von dem dispositionellen Gefüge der Person her getragene
Kompensationsmöglichkeiten, gleichzeitig Chancen, den strukturellen Defekt
durch Training und Lernen (Brenner 1986) bzw. durch kreative Neuverknüpfung
der dispositionellen Bestände zu überbrücken (Kronfeld 1925; Janzarik 1959). Bis
zu einem gewissen Grade kann die erneut bereitgestellte Dynamik freilich auch in
einem verkürzten therapeutischen Zirkel durch funktionale therapeutische Verfahren abgefangen werden. Bestehende strukturelle Defizite können so durch Training
und Lernen von Fertigkeiten wenigstens teilweise kompensiert werden. So wünschenswert es ist, zu einer Lösung der Konstriktion durch situative Anforderung zu

kommen, so wesentlich ist es, therapeutisch darauf zu achten, daß dieses kritische Stadium unter möglichst geringem Risiko durchlaufen wird. Hier können eine Fülle empirischer Datailbefunde angeführt werden, die darin konvergieren, über die situative Stimulation hinaus eine entsprechende stützende situative Offerte zu schaffen: Hierzu gehört, den mit der Lösung der Konstriktion gegebenen Chancen und Risiken in folgender Weise zu begegnen: Erstens durch einen psychagogisch zu initiierenden aktiven Beitrag des Patienten selbst zur Situationsgestaltung. Hier ist vordringlich die Erfassung und Erkennung bestehender Defizite, die Erhellung des jeweiligen situativen Zusammenhanges wie die Erarbeitung der daraus resultierenden notwendigen Selbstschutzmaßnahmen und Kooperationsformen mit dem Arzt (Süllwold 1983). Zweitens sind die ärztlichen Aufgabenbereiche zu berücksichtigen, zu denen gehört, auch die medikamentöse Steuerung der Dynamik soweit als möglich therapeutisch im Blick zu behalten: Zum einen die rechtzeitige neuroleptische Dämpfung zur Entgleisung führender dynamischer Überschüsse, sodann die vertretbare Anregung dynamischer Bewegung durch affektiv stimulierende und Antrieb freisetzende Trizyklika und neuroleptische Medikamente der neuen Generation (Gelders 1989), schließlich die neuroleptische Prophylaxe zur Vermeidung störenden, nicht integrationsfähigen dynamischen Druckes. Dabei muß dann u.U. ein gewisses Maß an Passivierung (Petrilowitsch 1965) bzw. eine medikamentös bedingte passagere Dämpfung der Dynamik in Kauf genommen werden. Daß neuroleptische Dämpfung der Dynamik jedoch grundsätzlich nicht gleichzusetzen ist mit einer Zunahme der Konstriktion, belegen jene empirischen Studien, die unter neuroleptischer Medikation eine Besserung der negativen Symptomatik gegenüber medikationsfreien Verlaufsabschnitten feststellen (Breier et al. 1987). Zu bedenken ist ein weiteres: Die Konstriktion war gekennzeichnet durch einen Rückgang der Bedeutung von Welt, durch ein Bedeutungsdefizit. Mit der Lösung der Konstriktion werden die dahinterstehenden Strukturdefizite und pathoklinen Strukturen erlebnismäßig relevant und werden, was viel zu wenig beachtet wird, noch bevor sie zur imaginativen Überflutung einer akuten Psychose führen, als bedrohliche Leere empfunden.

*Fall 5*
Der bei der stationären Aufnahme 17jährige Patient wohnte seit seinem dritten Lebensjahr, seit der Scheidung seiner Eltern, bei den Großeltern mütterlicherseits. Die Mutter des Patienten lebte in den Jahren vor der Krise des Patienten in finanziell und räumlich beengten Verhältnissen mit einem Partner zusammen. Eine Aufnahme des Patienten in diese Lebensgemeinschaft kam deswegen nicht in Betracht. Mit dem leiblichen Vater unterhielt der Patient keinen Kontakt. Der Patient galt vor der Erkrankung als im schulischen Klassenverband sozial gut integriert, er hatte Kameraden und altersentsprechende Hobbies, las Sport- und Autozeitschriften mit Interesse. Intrafamiliär bestanden seit dem Alter von 14 Jahren Verhaltensauffälligkeiten. Wenn die chronischen Spannungen sich zwischen seinem Großvater und seiner Mutter zuspitzten, kam er beispielsweise auch nachts an die Wohnungstür der Mutter, klingelte und verschwand wortlos wieder, nachdem er zur Kenntnis genommen worden war. Wenige Tage vor dem akuten Krankheitsbeginn hatte ein Mädchen, mit dem er etwa ein halbes Jahr kameradschaftlich befreundet gewesen war und das in dieselbe Schulklasse ging wie er, sich von ihm ab- und einem anderen Klassenkameraden zugewandt. Der Patient fühlte sich hierdurch vor der Klasse und insbesondere seinen Klassenkameraden bloßgestellt und beschämt. In den darauffolgenden Tagen wurde der Patient immer erregter, ängstlicher; schließlich kam er auch nachts nicht mehr zur Ruhe. In der Schule ereignete sich in dieser

Zeit ein schwerer Zusammenstoß mit dem Lehrer, weil er mit dem Mofa unerlaubterweise auf dem Schulhof fuhr, was einen Klassenbucheintrag zur Folge hatte. Rückblickend war klar, daß der Patient sich zu diesem Zeitpunkt bereits in einer Wahnstimmung mit abnormen Bedeutungserlebnissen und Beziehungssetzungen befand. So hatte er u.a. mißtrauisch geäußert, daß die Klassenkameraden etwas gegen ihn vorhätten und dies deswegen, weil er „schwul" sei. In schwer erregtem Zustand wurde der Patient stationär aufgenommen. Es bestand ein katatones Syndrom, jetzt mit hochgradiger Zerfahrenheit, akustischen Halluzinationen, psychotischen Ich-Störungen, insbesondere Gedankeneingebung und Gedankenentzug. Aufgrund einer sich entwickelnden Hyperthermie mußte mit einer Elektrokonvulsionsbehandlung interveniert werden. Vorübergehend entdramatisierte sich der pychopathologische Zustand. Der Patient wurde wieder zugänglicher, frei von nachweisbaren produktivpsychotischen Symptomen. In der Folgezeit kam es jedoch mehrfach, meist nach den Besuchen von Angehörigen, zu erneuten Akuisierungen mit paranoid-halluzinatorischer Symptomatik. Erst nach Reduzierung der Besuchsfrequenz bahnte sich eine kontinuierliche Konsolidierung an.

Drei Monate nach der stationären Aufnahme lag bei dem Patienten ein ausgeprägtes Residualsyndrom ohne paranoid-halluzinatorische Symptomatik vor. Im Vordergrund stand eine erhebliche Apathie, Antriebsminderung, hochgradige Interesselosigkeit und schwere Konzentrationsstörungen mit einer Verlangsamung der gesamten Psychomotorik. Der Fokus seines Denkens und der Interessen war auf die elementaren Beziehungen eingeengt: So fragte er immer wieder stereotyp, ob seine Mutter ihn besuchen komme. Der Patient wirkte derart kindlich, kontaktängstlich und sozial zurückgezogen, daß zunächst bezweifelt werden mußte, ob er bereits für ein gezieltes rehabilitatives Therapieangebot belastbar war. Es bestand nur begrenzte Krankheitseinsicht hinsichtlich der paranoid-halluzinatorischen Erlebnisse, indem er eher an diesen vorbeilebte, als daß er von ihnen kritisch distanziert war. Kritikminderung bestand hinsichtlich der Selbsteinschätzung, hinsichtlich der Einschätzung der eigenen Belastbarkeit und der persönlichen Fähigkeiten. Sprach man ihn auf die thematisch zentrierten Therapiegruppen wie Beschäftigungstherapie oder Bewegungstherapie an, so ließ er keinerlei Interesse erkennen; auch sprach er davon, daß ihn solche einfachen Tätigkeiten nicht interessierten, vielmehr, so äußerte er in völliger Verkennung seiner kognitiven wie affektiven Möglichkeiten, wolle er zurück in die Schule, um dort möglichst schnell einen Abschluß zu erzielen.

In den folgenden Wochen gelang es doch, den Patienten zu einem ziemlich regelmäßigen Besuch der Beschäftigungs- und Bewegungstherapie anzuhalten. Wiederholt wurde deutlich, daß der Patient ängstlicher und unruhiger wurde, wenn man ihn zu sehr unter Druck setzte, an den Therapien teilzunehmen, was die sekundären Rückzugstendenzen verstärkte. Es war klar, daß der Grat zwischen notwendiger Fremdanregung und potentieller Überstimulation sehr schmal war. Unter Fortführung einer relativ hohen neuroleptischen Medikation gelang es, den Patienten zunehmend in die Rhythmisierung des Tagesablaufes einzubinden und an die unterschiedlichen Therapiegruppen heranzuführen. Der Patient machte diese Aktivitäten mit, seine Leistungen wurden besser, je vertrauter er mit der Umgebung und den Anforderungen wurde, ohne daß er jedoch jemals wirkliches Interesse hätte erkennen lassen. Parallel hierzu fanden therapeutische Einzelgespräche statt, die sich auch mit der Zukunft nach der Entlassung beschäftigten. Dabei wurde deutlich, daß der Patient in der prämorbiden Situation in einer chronisch gespannten Atmosphäre zwischen Großeltern, an denen er hing, und zwischen seiner Mutter, zu der er ebenfalls Kontakt halten wollte, zerrieben wurde. Erschwerend kam hinzu, daß ein Gutteil der gegenseitigen Kritik der Parteien Anteile enthielt, die der Patient sich zu eigen machen mußte, beispielsweise, daß sich seine Mutter wenig um ihn gekümmert habe, andererseits auch, daß sein Großvater gegenüber seiner Mutter autoritäre Allüren an den Tag lege, Spannungen also, für die der Patient keine Lösung im Sinne eines eigenen Standpunktes bislang hatte finden können.

Nachdem sich diese Konfliktkonstellation auch in den zum Teil mit den einzelnen Angehörigen allein geführten Gesprächen bestätigt hatte, wurde ein gemeinsames Gespräch der Großeltern, der Mutter und des Patienten vereinbart. In diesem und in den nachfolgenden Gesprächen lebte der Kampf um den Patienten als rechtmäßigem Sohn zunächst sehr heftig

auf, damit verbunden die Frage, wo der Patient nach einer Entlassung wohnen und leben solle. Der damit außenweltlich zur Darstellung gekommene Loyalitätskonflikt des Patienten
wurde für ihn in den therapeutischen Einzelgesprächen nachfolgend zunehmend greifbar, damit auch die Möglichkeit, sich selbst zu entscheiden, wo er künftig leben und wohnen wolle,
nämlich bei den Großeltern. Es gelang in der Folgezeit, auch mit der Mutter die Problemlage
in der Weise zu erörtern und ein Arrangement zu finden, daß sie dies akzeptieren konnte.
Dies führte zu einer Entlastung und zu einer Konsolidierung des Befindens des Patienten
derart, daß er nunmehr zunehmend auch inneres Interesse an den offensichtlich erfolgbrin-
genden thematisch zentrierten Therapiegruppen fand. Sein soziales Kontaktfeld vergrößerte
sich und gewann wieder Konturen wie lange nicht mehr. Bei der Entlassung weitere drei
Monate darauf, nach einer Behandlungszeit von sieben Monaten, war der Patient im Gesamt-
verhalten locker, sozial gegenüber Gleichaltrigen kontaktfähig, gruppenfähig, interessiert an
seinen Hobbies, ohne wesentliche kognitive Beeinträchtigung und ohne Zweifel fähig, wiederum die Schule zu besuchen und zu einem geplanten Abschluß zu bringen (Mittlere Reife). Mehrere Kontaktaufnahmen mit früheren Schulkameraden waren sehr positiv verlaufen.
Die damit in Zusammenhang stehenden Befürchtungen waren sowohl in Einzel- wie in
Gruppengesprächen parallel hierzu in die Bearbeitung gelangt: Der Patient konnte über die
paranoiden Erlebnisse frei sprechen, er erkannte sie klar als Imaginationen, seine damalige
Überzeugung, homosexuell zu sein, als Täuschung. Sein aktuelles Interesse war klar hetero-
sexuell ausgerichtet. In einem Abschlußgespräch äußerte der Patient sich noch einmal dahingehend, daß er den Sinn der erlittenen Krankheit darin sehen könne, daß es so habe kommen
müssen, damit die Großeltern lernten, ihn erwachsen werden zu lassen, und die Mutter lernte, ihn freizugeben.

Es ist offensichtlich, daß es bei dem Patienten im Rahmen einer chronischen Kon-
fliktspannung wichtiger Bezugspersonen zu der akuten schizophrenen Erkrankung
zu *dem* Zeitpunkt kam, als ein erotisch getönter Beziehungsversuch des Patienten
mit einer Enttäuschung endete. Die damit in Zusammenhang stehenden Entwick-
lungsanforderungen, wie die bestehenden Entwicklungsdefizite traten dadurch zu
Tage und wurden nicht mehr kompensiert. Die zunächst auftretende schizophrene
Plussymptomatik wurde im weiteren Verlauf abgelöst durch eine strukturell-dynamische Konstriktion mit Apathie, kognitiven Störungen, einer ausgeprägten Inter-
esseneinengung, einem Bedeutungsdefizit. Auf die dosierte Stimulation mit kognitiven und sozialen Therapieangeboten wurde seitens des Patienten zunächst nur
desinteressiert oder auch ängstlich-widerstrebend eingegangen. Gerade dadurch
und unter Vermeidung einer Überstimulation durch die funktionalen Trainingsfor-
men ergab sich Zugang zu grundlegenderen Strukturproblemen, die nachfolgend
im Rahmen von personalen Therapieansätzen, Familiengesprächen und Einzelgesprächen, angegangen werden konnten und zu einer strukturellen Reorganisation
mit einer Verbesserung von Selbstsicherheit und Intentionalität führten.
Durchaus nicht im Widerspruch zu diesen, oben skizzierten, vielschichtigen
Anforderungen steht, wenn Ciompi (1981) unter Berufung auf Bleuler (1972) zugleich darauf hinweist, daß viele Behandlungsprinzipien ausgesprochen „einfach"
seien. Sie entsprächen eigentlich nur einem elementaren gesunden Menschenver-
stand. Für ein Wirksamwerden im Rahmen der klinischen Psychiatrie allerdings
dürfte es von entscheidender Bedeutung sein, dieses informelle Wissen in einen
theoretischen Kontext zu transponieren: Hier steht im Zentrum, funktionale und
personale Therapieanspekte adäquat aufeinander zu beziehen. Neben Stützung und
Stimulation auf der funktionalen Ebene ist somit von fundamentaler Bedeutung,
„Leer-Räume" (Benedetti 1983), die den Patienten in Form von Langeweile, Des-

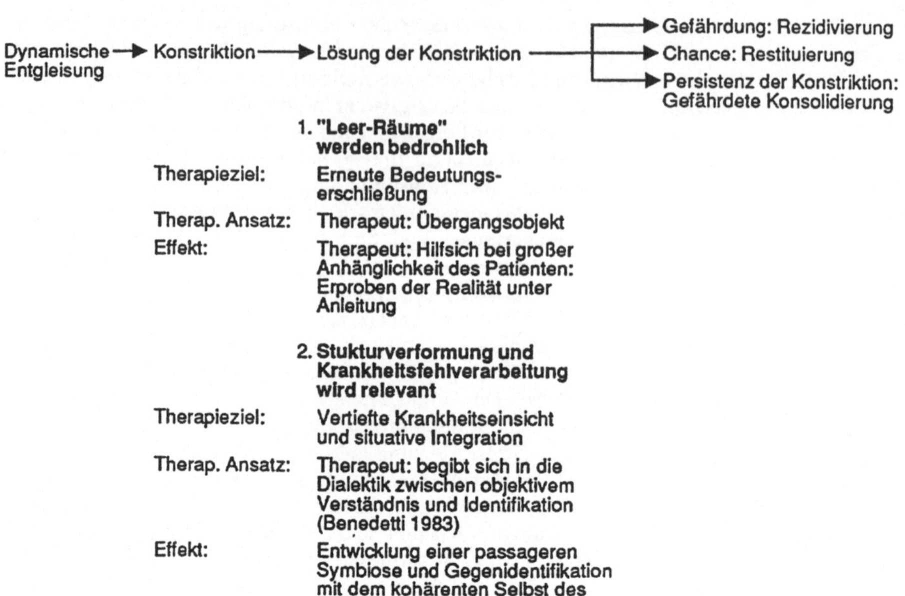


**Abb. 19.** Personale Therapieaspekte in der Rückbildung der Konstriktion

interesse und Sinnverlust bedrohen, durch erneute Bedeutungserschließung auszufüllen. Hinsichtlich einer personalen Therapie heißt dies praktisch, daß sich der Therapeut als Übergangsobjekt, d.h. als äußere Stütze zur Verfügung stellt, und er sich gleichzeitig in die von Benedetti (1983) so umrissene Dialektik zwischen objektivem Verständnis und Objektivierung der Psychopathologie einerseits und Identifikation mit der Subjektivität des Patienten andererseits begibt (Abb. 19). Immer müssen dabei die Gefährdungsmomente berücksichtigt werden. Sie liegen zum einen bei Überforderung in einer eventuellen Rezidivierung der akuten Psychose, zum anderen bei Unterforderung oder gar resignativer Einstellung in einer Persistenz der Konstriktion, schlimmstenfalls in der Ausbildung eines chronischen Residualsyndroms. Hier ist ein Bereich der Therapie angesprochen, der zweifellos methodisch an Grenzen stößt und bei dem Vergleiche aus dem Erfahrungsbereich künstlerischer Kreativität angemessener sind (Kick 1987). Verwirklicht sind sie, als freilich nur in Grenzen lernbare und lehrbare Methode, am ehesten in verstehenspsychologischen Ansätzen individueller Psychotherapie, der Psychagogik und der Familientherapie. Sie führen ihrerseits, wenn sie gelingen, zu einer strukturellen Festigung und Reorganisation, einer Verbesserung von Selbstsicherheit und zielgerichteter Intentionalität. Dadurch ergibt sich erneut Spielraum für eine weitergehende situative Anforderung und Stimulation durch funktionale Verfahren zur Verbesserung der kognitiven und sozialen Kompetenz (Abb. 18).

Psychopathologie umfaßt zwei fundamentale wissenschaftliche Aufgabenbereiche: Zum einen den sehr bedeutsamen, aber zuweilen ausschließlich beachteten empirischen und zum anderen den häufig weniger respektierten und wohl zuweilen als entbehrlich betrachteten theoretischen Bereich. Die klinische Psychiatrie ist jedoch auf die Psychopathologie als theoretische Grundlagenwissenschaft, die die Hypothesenbildung ordnet und die empirischen Kenntnisse in ein klinisches Handlungsmodell integriert, fundamental angewiesen. Für den Bereich der postakuten Konsolidierung, der nur zu oft noch der Beginn eines unerwünschten residualen Dauerzustandes ist, führte dieser Ansatz zu der Überzeugung, daß in der Konstriktion ein Regulativ gegenüber der akuten Psychose zu fassen war. Nach Klärung der entsprechenden strukturellen und dynamischen Voraussetzungen konnte aus dieser Betrachtungsweise ein praktischer Leitfaden für die klinische Organisation der kooperativen Therapieführung in ihren funktionalen und personalen Aspekten gewonnen werden. In deren Mittelpunkt stehen die Bemühungen um eine graduelle Lösung der Konstriktion, die einerseits mit einer erhöhten Empfindlichkeit gegenüber situativen Veränderungen und pychosozialen Stimuli und damit einem erhöhten Rezidivrisiko einhergeht, andererseits bei situativer Stützung durch soziales Training, kognitiv orientiertes Lernen sowie personal initiierte kreative Neuverknüpfung der dispositionellen Bestände eine Chance zu kompensatorischer Eigenaktivität und damit zu einer Optimierung der Restitutionstendenzen bietet.

# Zusammenfassung

Die derzeitige Problemlage der klinischen Schizophrenieforschung ist wesentlich bestimmt durch zwei Gegebenheiten: Zum einen durch das Faktum, daß die akute Symptomatik durch die neuroleptische Medikation in hohem Maß beherrschbar geworden ist, zum anderen dadurch, daß es dennoch bei dem größten Teil der Schizophrenen nicht zu einer vollständigen Remission kommt, sondern mehr oder weniger charakteristische, sog. Residualsyndrome persistieren. Die daraus sich ergebende Konsequenz wird in der vorliegenden Studie aufgegriffen und darin gesehen, den Bereich des Übergangs zwischen akuten Verlaufsabschnitten und dem Einmünden in vollständige Remission oder Chronifizierung in den Mittelpunkt der Forschung zu stellen.

Hier trifft man auf einen zunächst zu erörternden, historisch tradierten Problembereich, der die Definition dessen, was im folgenden unter einem postakuten Stadium verstanden werden soll, erschwert. Die bisher unternommenen Versuche, die symptomatologischen Dichotomien von produktiven versus Insuffizienzsymptomen, von kognitiven versus affektiven Störungen oder von Erlebnis- versus Verhaltensdeviationen zu Kriterien bestimmter Stadieneinteilungen zu machen, waren deshalb unbefriedigend, weil sie weder klinisch noch krankheitstheoretisch überzeugend zu begründen waren. Diese Problemlage führt zu dem nachfolgend vertretenen eigenen Ansatz, der unter Bezugnahme auf strukturdynamische Voraussetzungen folgende krankheitstheoretische Konsequenzen zieht: Postakute Stadien sind solche Verlaufsabschnitte der Schizophrenie, die nach Rückgang einer dynamischen Entgleisung vorliegen. Klinisch meint dies ein Stadium, das vorliegt, nachdem spontan oder unter adäquater neuroleptischer Medikation die produktive Symptomatik für einen Zeitraum von 14 Tagen vollständig zurückgegangen ist oder zumindest keine Neuproduktionen innerhalb des genannten Zeitraumes mehr auftreten.

Weitere theoretisch und klinisch im einzelnen begründete Überlegungen führen zu einem Untersuchungskonzept des postakuten Stadiums in drei Ebenen: 1. Die klinisch-psychopathologische Ebene: Hier werden kognitive Plussymptome (insbesondere Wahn und Halluzinationen) und affektive Plussymptome (manische und depressive Stimmungsauslenkung) den kognitiven Minussymptomen (Auffassungs-, Denk- und Konzentrationsstörungen) und affektiven Minussymptomen (Apathie) gegenübergestellt. 2. Die strukturelle und dynamische Komponenten erfassende persönlichkeitspsychologische Ebene. 3. Die leistungspsychologische Ebene. Drei Hauptfragestellungen ergeben sich aus diesem Ansatz: 1. Wie ist die Beziehung der gewählten Untersuchungsebenen zueinander im Verlauf? 2. Welches sind die Verlaufscharakteristika der Syndromkomponenten? 3. Welche Hinweise ergeben sich aus der Analyse prämorbider und akut-krankheitsbezogener Einflußfaktoren bezüglich des psychopathologischen Aufbaus bzw. syndromatologischer Aspekte des postakuten Stadiums?

In die Studie einbezogen wurden 60 ersterkrankte schizophrene Patienten, die in einem Zeitraum von 18 Monaten konsekutiv in der Psychiatrischen Klinik Heidelberg stationär aufgenommen wurden. Die im Untersuchungskonzept vorgesehenen Merkmalsebenen wurden für den Bereich des postakuten Stadiums zu drei Zeitpunkten erfaßt ($t_1$: unmittelbar postakut; $t_2$: 6 Wochen danach; $t_3$: 6 Monate nach $t_1$). Rein kognitionspsychologisch aufgebaute Ansätze, die zahlreich  sind, konnten therapeutisch und klinisch bisher ebenso wenig befriedigen wie eine ausschließliche Berücksichtigung affektiver Komponenten: Dies ließ uns sowohl nach den Verlaufscharakteristika und Einflußfaktoren kognitiver wie auch affektiver Syndromkomponenten im postakuten Verlauf fragen: Ein wesentliches Ergebnis besteht darin, daß sowohl kognitive Plus- wie kognitive Minussymptome postakut bei höherem prämorbiden IQ einen günstigeren Verlauf zeigten. Ein Einfluß des prämorbiden Intelligenzquotienten auf den Verlauf der affektiven Symptome ließ sich dagegen nicht belegen. Dies läßt Rückschlüsse auf die Abhängigkeit bestimmter kognitiver Restitutionsprozesse von der kognitiven Kapazität zu.

Die weitere typologische Verlaufsanalyse der Syndromsequenzen affektiver Syndrome ergab folgendes: Patienten mit affektiver Plussymptomatik (Manie, Depressivität) zeigten andere Verlaufstendenzen als Patienten mit affektiver Minussymptomatik (Apathie). Patienten mit affektiver Minussymptomatik zeigten in ihrer Mehrzahl eine klare Tendenz hin zu symptomärmeren Zustandsbildern, während bezüglich der Patienten mit affektiver Plussymptomatik die Verlaufstendenzen heterogen waren. Es war zu zeigen, daß beim Vorliegen affektiver Syndrome (Manie, bipolare Depressivität) nach Abklingen mit einem plötzlichen Wiederauftreten dieser Syndromatik zu rechnen ist. Dieses Ergebnis unterstreicht für den untersuchten Verlaufsbereich die Bedeutung unterschiedlicher affektiver Verlaufsstile mit jeweils charakteristischen Rezidivrisiken und Konsolidierungstendenzen.

Sowohl bezüglich dieser wie auch bezüglich weiterer, anhand des Untersuchungskonzeptes gefundener Ergebnisse – anzuführen sind die im Verlauf wechselnd ausgeprägten Zusammenhänge von Selbst- und Fremdbeurteilung, die leistungspsychologischen Parameter und ihr korrelativer Bezug zu psychopathologischen Erfassungsgrößen – liegt die Frage nach den hinter den Symptomen stehenden intrapsychischen Verhältnissen nahe. Dem wurde durch den Einsatz des Rorschach-Verfahrens, eines projektiven persönlichkeitspsychologischen Tests, nachgegangen, das, wie theoretisch begründet wird, Rückschlüsse auf strukturelle und dynamische Vorbedingungen der Symptomatologie zuläßt. Auf der Grundlage des Rorschach-Erlebnistypus wurden Verlaufstypen gebildet und entsprechend dem Untersuchungskonzept die persönlichkeitspsychologische Ebene zur klinischen Symptomatik in Beziehung gesetzt. Dabei war ein Einfluß der Veränderung des Erlebnistypus auf den Verlauf von Plus- und Minussymptomatik nachzuweisen. Die empirischen Befunde sprechen dafür, daß im Verlauf des postakuten Stadiums

kompensierende Gegenregulationen bezüglich der dynamischen Entgleisung der
akuten Psychose zum einen und bei Rezidiven eine unangemessene Lösung gebun-
dener Dynamik zum anderen von Bedeutung sind.

Abschließend wird die sich im Rahmen der Studie abzeichnende Gesamtheit
der Verlaufsbefunde vor dem Hintergrund der Ergebnisse aus der Literatur unter
einem einheitlichen, theoretischen Gesichtswinkel diskutiert. Daraus resultiert, daß
die postakute Konsolidierung als strukturell-dynamische Konstriktion aufzufassen
ist, als eine Konstellation, bei der die Dynamik der akuten Psychose auf bestimmte
Weise mit situativen und strukturellen Gegebenheiten verschränkt, passager neutra-
lisiert und zum Teil überkompensierend gebremst wird. Aus dieser Betrachtungsweise wird ein praktischer Leitfaden für die Lösung der Konstriktion und die klinische Organisation der kooperativen Therapieführung in ihren funktionalen und personalen Aspekten entwickelt.

# Literatur


Allport GW (1958) Werden der Persönlichkeit. Huber, Bern, Stuttgart

American Psychiatric Association (1980) Diagnostic and statistical manual of mental disorders (Third Edition). APA, Washington DC

Andreasen NC (1979) Thought, language, and communication disorders. I. Clinical assessment, definition of terms, and evaluation of their reliability. Arch Gen Psychiatry 36:1315–1321

Andreasen NC (1982a) Negative symptoms in schizophrenia. Definition and reliability. Arch Gen Psychiatry 39:784–788

Andreasen NC (1982b) Negative versus positive schizophrenia. Definition and validation. Arch Gen Psychiatry 39:789–794

Andreasen NC (1983) The scale for the assessment of negative symptoms (SANS). The University of Iowa, Iowa City, Iowa

Andreasen NC (1985) Positive versus negative schizophrenia: A critical evaluation. Schizophr Bull 11:380–389

Andreasen NC (1987) The diagnosis of schizophrenia. Schizophrenia Bull 13:9–22

Angrist B, Rotrosen J, Gershon S (1980 a) Responses to apomorphine, amphetamine and neuroleptics in schizophrenic subjects. Psychopharmacology 67:31–38

Angrist B, Rotrosen J, Gershon (1980 b) Differential effects of amphetamine and neuroleptics on negative versus positive symptoms in schizophrenia. Psychopharmacology 72:17–19

Angst J, Isele R, Scharfetter C, Scheidegger P (1985) Zur prämorbiden Persönlichkeit Schizophrener. Schweiz Arch Neurol Psychiat 136:45–53

Anthony WA, Cohen RR, Vitalo R (1978) The measurment of rehabilitation outcome. Schizophr Bull 4:365–383

Arbeitsgemeinschaft für Methodik und Dokumentation in der Psychiatrie – AMDP (Hrsg) (1979) Das AMDP-System. Manual zur Dokumentation psychiatrischer Befunde. Springer, Berlin Heidelberg New York

Astrachan BM, Brauer L, Harrow M, Schwartz C (1974) Symptomatic outcome in schizophrenia. Arch Gen Psychiatry 31:155–160

Astrup C, Noreik K (1966) Functional psychoses. Diagnostic and prognostic models. Thomas, Springfield (Ill)

Ayd FJ (1975) The depot fluphenazines. A reappraisal after ten years' clinical experience. Am J Psychiatry 132:491–500

Baillarger JGF (1854) De la folie à double forme. Ann Méd Psychol 6:369–391

Bash KW (1957) Ganzeigenschaften als Determinantenträger im Rorschach-Versuch. Schweiz Z Psychol 16:121–126

Baumann U, Stieglitz RD (1983) Testmanual zum AMDP-System. Empirische Studien zur Psychopathologie. Springer, Berlin Heidelberg New York Tokyo

Benedetti G (1983) Todeslandschaften der Seele. Psychopathologie, Psychodynamik und Psychotherapie der Schizophrenie. Vandenhoeck und Ruprecht, Göttingen

Berkowitz R (1981) The distinction between paranoid and non-paranoid forms of schizophrenia. Brit J Clin Psychol 20:15–23

Berrios GE (1985) Positive und negative symptoms and Jackson. A conceptual history. Arch Gen Psychiatry 42:95–97

Berze J (1914) Die primäre Insuffizienz der psychischen Aktivität. Deuticke, Leipzig Wien

Biehl H, Maurer K, Jung E, Krumm B, Schubart C (1987) Zum „natürlichen Verlauf" schizophrener Erkrankungen – Begriff und Beispiele zum beobachteten Verhalten in einer prospektiven Studie. Nervenheilkunde 6:153–163

Binswanger W (1944) Über den Rorschach'schen Formdeuteversuch bei akuten Schizophrenien. Schweiz Arch Neurol Psychiat 53:101–121

Birley JLT, Brown GW (1970) Crisis and life changes preceding the onset or relapse of acute schizophrenia: clinical aspects. Br J Psychiatry 116:327–333

Bleuler E (1911) Dementia praecox oder Gruppe der Schizophrenien. In: Aschaffenburg G (Hrsg) Handbuch der Psychiatrie. Deuticke, Leipzig Wien

Bleuler M (1972) Die schizophrenen Geistesstörungen im Lichte langjähriger Kranken- und Familiengeschichten. Thieme, Stuttgart

Böker W, Brenner HD (1983) Selbstheilungsversuche Schizophrener. Psychopathologische Befunde und Folgerungen für Forschung und Therapie. Nervenarzt 54:578–589

Bohm E (1972) Lehrbuch der Rorschach-Psychodiagnostik. Für Psychologen, Ärzte und Pädagogen. Huber, Bern Stuttgart Wien

Bowers MB, Astrachan BM (1967) Depression in acute schizophrenic psychosis. Am J Psychiatry 123:976–979

Brady JP (1984) Social skills training for psychiatric patients. II. Clinical outcome studies. Am J Psychiatry 141:491–498

Breier A, Wolkowitz OM, Doran AR, Roy A, Boronow J, Hommer DW, Pickar D (1987) Neuroleptic responsivity of negative and positive symptoms in schizophrenia. Am J Psychiatry 144:1549–1555

Brenner HD (1986) Zur Bedeutung von Basisstörungen für Behandlung und Rehabilitation. In: Böker W, Brenner HD (Hrsg) Bewältigung der Schizophrenie. Huber, Bern Stuttgart Toronto

Brenner HD, Hodel B, Kube G, Roder V (1987) Kognitive Therapie bei Schizophrenen: Problemanalyse und empirische Ergebnisse. Nervenarzt 58:72–83

Broadbent DE (1958) Perception and communication. Pergamon, London New York Paris Los Angeles

Broen WE, Storms LH (1967) A theory of response interference in schizophrenia. In: Maher BA (ed) Progress in experimental personality research. Academic Press, New York London

Brown GW, Birley JTL, Wing JK (1972) The influence of family life on the course of schizophenic disorders: A replication. Br J Psychiatry 121:241–258

Buchholz G, Richtberg W, Bochnik HJ (1983) Schizophrener Defekt als Sozialkorsett, Psycho 9:343–344

Buchkremer G, Fiedler P (1987) Kognitive versus handlungsorientierte Therapie. Nervenarzt 58:481–488

Cameron N (1938) Reasoning, regression and communication in schizophrenics. Psychological Monographs 50. The American Psychological Association, Evanston (Ill)

Carpenter WT, Heinrichs DW, Alphs LD (1985) Treatment of negative symptoms. Schizophr Bull 11:440–452

Carr VJ (1983) Recovery from schizophrenia: A review of patterns of psychosis. Schizophr Bull 9:95–121

Chapman J (1966) The early symptoms of schizophrenia. Br J Psychiatry 112:225–251

Chapman J, Mc Ghie A (1963) An approach to the psychotherapy of cognitive dysfunction in schizophrenia. Brit J Med Psychol 36:253–260

Ciba-Geigy (1980) Wissenschaftliche Tabellen Geigy. Teilband Statistik. 8. Auflage. Basel

Ciompi L (1981) Wie können wir die Schizophrenen besser behandeln? – Eine Synthese neuer Krankheits- und Therapiekonzepte: Nervenarzt 52:506–515

Ciompi L (1982) Affektlogik. Über die Struktur der Psyche und ihre Entwicklung. Ein Beitrag zur Schizophrenieforschung. Klett-Cotta, Stuttgart

Ciompi L (1986) Auf dem Weg zu einem kohärenten multidimensionalen Krankheits- und Therapieverständnis der Schizophrenie: Konvergierende neue Konzepte. In: Böker W, Brenner HD (Hrsg) Bewältigung der Schizophrenie. Huber, Bern Stuttgart Toronto

Ciompi L (1989) Zur Dynamik komplexer biologisch-psychosozialer Systeme: Vier fundamentale Mediatoren in der Langzeitentwicklung der Schizophrenie. In: Böker W, Brenner HD (Hrsg) Schizophrenie als systemische Störung. Huber, Bern Stuttgart Toronto

Ciompi L, Müller C (1976) Lebensweg und Alter der Schizophrenen. Eine katamnestische Langzeitstudie bis ins Senium. Springer, Berlin Heidelberg New York

Ciompi L, Agué C, Dauwalder J-P(1977) Ein Forschungsprogramm über die Rehabilitation psychisch Kranker. I. Konzepte und methodologische Probleme. Nervenarzt 48:12–18

Conrad K (1958) Die beginnende Schizophrenie. Thieme, Stuttgart

Cornblatt BA, Lenzenweger MF, Dworkin RH, ErlenmeyerKimling L (1985) Positive and negative schizophrenic symptoms, attention, and information processing. Schizophr Bull 11:397–408

Cromwell RL (1975) Assessment of schizophrenia. Ann Rev Psychol 26:593–619

Crow TJ (1982) Two syndromes in schizophrenia? Trends in Neurosciences 48:351–354

Crow TJ (1985) The two-syndrome concept: Origins and current status. Schizophr Bull 11:471–486

Dencker SJ, Frankenberg K, Lepp M, Lindberg D, Malm U (1978) How schizophrenic patients change during 3 years' treatment with depot neuroleptics. Acta Psychiat Scand 57:115–123

Docherty JP, Kammen DP van, Siris SG, Marder SR (1978) Stages of onset of schizophrenic psychosis. Am J Psychiatry 135:420–426

Dudek SZ, Kolivakis T (1983) Stability of intellect and personality in schizophrenia. Can J Psychiatry 28:2–7

Eggers C (1973) Verlaufweisen kindlicher und präpuberaler Schizophrenien. Springer, Berlin Heidelberg New York

Eggers C, Stutte H (1973) Formen und Verlaufsdynamik der Frühschizophrenie. In: Huber G (Hrsg) Ätiologie der Schizophrenien. Bestandsaufnahme und Zukunftsperspektiven. Schattauer, Stuttgart New York

Eissler KR (1951) Remarks on the psychoanalysis of schizophrenia. Int J Psychoanal 32:139–156

Esquirol JED (1938) Des maladies mentales considerées sous le rapport médical, hygiénique et médico-legal. Braillère, Paris. Deutsche Zitate n.d. Übersetzung in: Ackerknecht EH (1968) Jean Etienne Dominique Esquirol. Von den Geisteskrankheiten. Huber, Bern Stuttgart

Ey H (1963) Esquisse d'une conception organo-dynamique de la structure, de la nosographie et de l'étiopathogénie des maladies mentales. In: Gruhle HW, Jung R, Mayer-Gross W, Müller M (Hrsg) Psychiatrie der Gegenwart. Bd. I/2. Springer, Berlin Göttingen Heidelberg

Fahrenberg J, Selg H, Hampel R (1978) Das Freiburger Persönlichkeitsinventar FPI. Handanweisung. 3. Aufl. Hogrefe, Göttingen Toronto Zürich

Falret JP (1851) Folie circulaire. Zit.n. Baillarger JGF (1854)

Fehr-Suter V (1981) Beschreibung der Lebenssituation chronisch schiophrener Patienten. Lizentiatsarbeit. Philosophische Fakultät, Universität Zürich, Zit.n. Süllwold L (1983b)

Fieguth G, Goncalves N (1977) Testleistung chronisch Schizophrener im HAWIE. Arch Psychiat Nervenkr 223:139–149

Floru L (1978) Aspekte der Langzeittherapie mit Langzeitneuroleptika – Praxisbezogene Erfahrungen und Betrachtungen. Fortschr Neurol Psychiat 46:82–104

Floru L, Heinrich K, Wittek F (1975) The problem of postpsychotic schizophrenic depressions and their pharmacological induction. Int Pharmacopsychiat 10:230–239

Freedman BJ (1974) The subjective experience of perceptual and cognitive disturbances in schizophrenia. Arch Gen Psychiat 30:333–340

Fritsch W (1976) Die prämorbide Persönlichkeit der Schizophrenen in der Literatur der letzten hundert Jahre. Fortschr Neurol Psychiat 44:323–372

Funke B, Reinecker H, Commichau A (1989) Grenzen kognitiver Trainingsmethoden bei schizophrenen Langzeitpatienten. Nervenarzt 60:750–756

Gaebel W, Pietzcker A, Poppenberg A (1981) Prädiktoren des Verlaufs schizophrener Erkrankungen unter neuroleptischer Langzeitmedikation. Pharmacopsychiat 14:180–188

Gardos G, Cole JD (1976) Maintenance antipsychotic therapy: Is the cure worse than the disease? Am J Psychiatry 133: 32–36

Gebhardt R, Pietzcker A, Strauss A, Stoeckel M, Langer C, Freudenthal K (1983) Skalenbildung im AMDP-System. Arch Psychiat Nervenkr 233:223–245

Gebsattel VE von (1954) Prolegomena einer medizinischen Anthropologie. Springer, Berlin Göttingen Heidelberg

Gelders Y (1989) Thymosthenische Wirkstoffe, ein neuartiger Ansatz in der Behandlung der Schizophrenie. In: Böker W, Brenner HD (Hrsg) Schizophrenie als systematische Störung. Huber, Bern Stuttgart Toronto

Goldberg SC (1985) Negative and deficit symptoms in schizophrenia do respond to neuroleptics. Schizophr Bull 11:453–456

Goldberg SC, Schooler NR, Mattson N (1967) Paranoid and withdrawal symptoms in schizophrenia: Differential symptom reduction over time. J Nerv ment dis 145:158–162

Goldberg SC, Schooler NR, Hogarty GE, Roper M (1977) Prediction of relapse in schizophrenic outpatients treated by drug and sociotherapy. Arch Gen Psychiatry 34:171–184

Goldstein K (1964) Methodological approach to the study of schizophrenic thought disorder. In: Kasanin JS (ed) Language and thought in schizophrenia. Norton, New York, (meeting of the APA 1939)

Griesinger W (1876) Die Pathologie und Therapie der psychischen Krankheiten für Aerzte und Studirende. 4. Aufl. Wreden, Braunschweig (1. Auflage: Krabbe, Stuttgart 1845)

Gross G, Huber G (1985) Das Konzept der Basissymptome in der klinischen Anwendung. In: Janzarik W (Hrsg) Psychopathologie und Praxis. Enke, Stuttgart

Gross G, Huber G, Klosterkötter J, Linz M (1987) BSABS. Bonner Skala für die Beurteilung von Basissymptomen. Springer, Berlin Heidelberg New York London Paris Tokyo

Gross G, Huber G, Schüttler R (1982) Phänomenologie und operationalisierte Dokumentation von Basissymptomen: Kognitive Störungen. In: Huber G (Hrsg) Endogene Psychosen: Diagnostik, Basissymptome und biologische Parameter. Schattauer, Stuttgart New York

Gruhle HW (1922) Psychologie des Abnormen. In: Kafka G (Hrsg) Handbuch der vergleichenden Psychologie. Bd. III. Reinhardt, München

Grundler F (1970) Empirische Studien zur Validität des FPI. Phil diss. Freiburg. Zit.n. Fahrenberg et al. (1978)

Häfner H (1982) Beziehungen zwischen Diagnose und Verlauf bei der Schizophrenie. In: Beckmann H (Hrsg) Biologische Psychiatrie. Fortschritte psychiatrischer Forschung. Thieme, Stuttgart New York

Hartmann W, Kind J, Meyer JE, Müller P, Steuber H (1979) Die Neuroleptika in der Rückfallverhütung bei schizophrenen Psychosen. Nervenarzt 50:734–737

Hartwich P (1980) Schizophrenie und Aufmerksamkeitsstörung. Zur Psychopathologie der kognitiven Verarbeitung von Aufmerksamkeitsleistungen. Springer, Berlin Heidelberg New York

Hasse-Sander I, Huber G, Gross G, Schüttler R (1971) Testpsychologisch-psychopathologische Untersuchungen bei schizophrenen Residualsyndromen. In: Huber G (Hrsg) Ätiologie der Schizophrenien. Bestandsaufnahme und Zukunftsperspektiven. Schattauer, Stuttgart New York

Hasse-Sander I, Gross G, Huber G, Peters S, Schüttler R (1982) Testpsychologische Untersuchungen in Basisstadien und reinen Residualzuständen schizophrener Erkrankungen. Arch Psychiat Nervenkr 231:235–249

Heinrich K (1969) Das postremissive Erschöpfungs-Syndrom als multikonditionale depressive Reaktionsform Schizophrener. In: Hippius H, Selbach H (Hrsg) Das depressive Syndrom. Urban und Schwarzenberg, München Berlin Wien

Helmchen H (1968) Bedingungskonstellationen paranoidhalluzinatorischer Syndrome. Zugleich ein methodischer Beitrag zur Untersuchung psychopathologisch-elektroencephalographischer Korrelationen. Springer, Berlin Heidelberg New York

Helmchen H, Hippius H (1967) Depressive Syndrome im Verlauf neuroleptischer Therapie. Nervenarzt 38:455–458

Helmchen H, Hippius (1969) Pharmakogene Depression. In: Hippius H, Selbach H (Hrsg) Das depressive Syndrom. Urban und Schwarzenberg, München Berlin Wien

Hirsch SR, Knights A (1982) Gibt es die pharmakogene Depression wirklich? Beweismaterial aus zwei prospektiven Untersuchungen. In: Kryspin-Exner L, Hinterhuber H, Schubert H (Hrsg) Ergebnisse der Therapieforschung. Schattauer,Stuttgart

Hogarty GE (1989) A controlled study of family-therapy, social skills training and maintenance chemotherapy in the aftercare treatment of schizophrenic patients. (Vortrag auf dem Kongress: Das Management der Schizophrenie, Bern)

Holm-Hadulla RM (1982) Der „Konkretismus" als Ausdruck schizophrenen Denkens, Sprechens und Verhaltens. Nervenarzt 53:524–529

Huber G (1966) Reine Defektsyndrome und Basisstadien endogener Psychosen. Fortschr Neurol Psychiat 34:409–426

Huber G (1983) Das Konzept substratnaher Basissymptome und seine Bedeutung für Theorie und Therapie schizophrener Erkrankungen. Nervenarzt 54:23–32

Huber G, Gross G (1977) Wahn. Eine deskriptiv-phänomenologische Untersuchung schizophrenen Wahns. Enke, Stuttgart

Huber G, Gross G, Schüttler R (1979) Schizophrenie. Verlaufs- und sozialpsychiatrische Langzeituntersuchungen an den 1945–1959 in Bonn hospitalisierten schizophrenen Kranken. Springer, Berlin Heidelberg New York

Isele R, Angst J (1982) Life-Events und prämorbide soziale Beziehungen bei ersterkrankten Schizophrenen. In: Huber G (Hrsg) Endogene Psychosen: Diagnostik, Basissymptome und biologische Parameter. Schattauer, Stuttgart New York

Israel J (1976) Sozialpsychologie: Theorie, Probleme, Versuche, Hippokrates, Stuttgart 1976

Jackson JH (1889) On post-epileptic states: A contribution to the comparative study of insanities. J Ment Sci 34:490–500

Janzarik W (1959) Dynamische Grundkonstellationen in endogenen Psychosen. Springer, Berlin Göttingen Heidelberg

Janzarik W (1962) Der Aufbau schizophrener Psychosen aus der Sicht der pharmakotherapeutischen Erfahrungen. In: Kranz H, Heinrich K (Hrsg) Neurolepsie und Schizophrenie. Thieme, Stuttgart

Janzarik W (1968) Schizophrene Verläufe. Eine strukturdynamische Interpretation. Springer, Berlin Heidelberg New York

Janzarik W (1969) Strukturdynamische Überlegungen zur Fortentwicklung des Endogenitätsbegriffes. In: Kranz H, Heinrich K (Hrsg) Psychiatrie im Übergang. Thieme, Stuttgart

Janzarik W (1981) Situation, Struktur, Reaktion und Psychose. Nervenarzt 52:396–400

Janzarik W (1983) Basisstörungen. Eine Revision mit strukturdynamischen Mitteln. Nervenarzt 54:122–130

Janzarik W (1988) Strukturdynamische Grundlagen der Psychiatrie. Enke, Stuttgart

Kahlbaum K (1863) Die Gruppirung der psychischen Krankheiten und die Eintheilung der Seelenstörungen. Kafemann, Danzig

Kahlbaum K (1884) Ueber cyklisches Irresein. Allg Z Psychiat 40:405–406

Kasanin J (1933) The acute schizoaffective psychosis. Am J Psychiatry 13:97–126

Kasper S, Kick H (1987) Occipital betonte Asymmetrie im EEG schizophrener Patienten. Nervenarzt 58:369–373

Kayton L, Beck J, Koh SD (1976) Postpsychotic state, convalescent environment, and therapeutic relationship in schizophrenic outcome. Am J Psychiatry 133:1269–1274

Kick H (1978) Die Elektroencephalographie im Rahmen der klinischen Psychosenforschung: Aspekte und Probleme. Fortschr Neurol Psychiat 46:33–40

Kick H (1979) Postpsychotische Residualzustände bei Epilepsien mit schizophrenen Intervall-Psychosen. Zur Verlaufstypik ätiologisch heterogener schizophrener Syndrome. Nervenarzt 50:596–600

Kick H (1981a) Der Forschungsansatz Kraepelins aus der Sicht seiner klinischen Praxis. Fortschr Neurol Psychiat 49:259–264

Kick H (1981b) Die Dichotomie der idiopathischen Psychosen im Syndromprofilvergleich der Kraepelinschen Krankheitsbeschreibungen. Nervenarzt 52:522–524

Kick H (1981c) Die katatone Hyperthermie. Beitrag zur klinischen Typologie zentraler Hyperthermieformen. Nervenarzt 52:51–55

Kick H (1987) Das Kunstwerk als Paradigma in der Psychotherapie der Psychosen. Daseinsanalyse 4:141–154

Klopfer B, Davidson HH (1974) Das Rorschach-Verfahren. 3. Aufl. Huber, Bern Stuttgart Wien

Klosterkötter J (1982) Assoziationspsychologische versus lernpsychologische Schizophrenietheorie. Fortschr Neurol Psychiat 50:165–170

Klosterkötter J (1985) Formes frustes der Schizophrenien. In: Huber G (Hrsg) Basisstadien endogener Psychosen und das Borderline-Problem. Schattauer, Stuttgart New York

Klosterkötter J (1988) Basissymptome und Endphänomene der Schizophrenie. Springer, Berlin Heidelberg New York

Koehler K, Seminario I (1979) Research diagnosable „schizo-affective" disorder in Schneiderian „first rank" schizophrenia. Acta Psychiat Scand 60:347–354

Koehler K, Sauer H (1984) Huber's basic symptoms: Another approach to negative psychopathology in schizophrenia. Comprehensive Psychiatry 25:174–182

Kraemer S, Sulz KHD, Schmid R, Lässle R (1987) Kognitive Therapie bei standardversorgten schizophrenen Patienten. Nervenarzt 58:84–90

Kraepelin E (1899) Psychiatrie. 6. Aufl. Ein Lehrbuch für Studierende und Ärzte. Barth, Leipzig

Kramer M (1978) Population changes and schizophrenia, 1970–1985. In: Wynne LC, Chromwell RL, Matthysse ES (eds) The nature of schizophrenia: New approaches to research and treatment. Wiley and Sons, New York

Kretschmer E (1921) Körperbau und Charakter. 1. Aufl. Springer, Berlin

Kronfeld A (1925) Der künstlerische Gestaltungsvorgang in psychischer Beleuchtung. Klin Wschr 4:29–30

Krueger F (1924) Der Strukturbegriff in der Psychologie. G. Fischer, Jena

Krüger G (1984) 5-Jahres-Verlauf eines Samples ersterkrankter Schizophrener. Vortrag Weinsberg

Lehrl S (1977) Manual zum Mehrfachwahl-WortschatzIntelligenztest MWT-B. Straube, Erlangen

Leonhard K (1936) Die defektschizophrenen Krankheitsbilder. Ihre Einteilung in zwei klinisch und erbbiologisch verschiedene Gruppen und in Unterformen vom Charakter der Systemkrankheiten. Thieme, Leipzig

Leonhard K (1975) Prognosis of paranoid states in relation to the clinical features. Acta Psychiat Scand 51:134–151

Leonhard K (1980) Aufteilung der endogenen Psychosen. Akademie, Berlin

Lewine RRJ (1985) Negative symptoms in schizophrenia: Editor's introduction. Schizophr Bull 11:361–363

Lewine RRJ, Fogg L, Meltzer HJ (1983) Assessment of negative and positive symptoms in schizophrenia. Schizophr Bull 9:368–376

Lindelius R (1970) A study of schizophrenia. A clinical, prognostic and family investigation. Acta Psychiat Scand Suppl 216

Longabaugh R, Eldred SH (1973) Premorbid adjustments, schizoid personality and onset of illness as predictors of posthospitalisation functioning. J Psychiat Res 10:19–29

Masterson JF (1956) Prognosis in adolescent disorders: Schizophrenia. J nerv ment Dis 124:219

Matarazzo JD (1982) Die Messung und Bewertung der Intelligenz Erwachsener nach Wechsler. Huber, Bern Stuttgart Wien

Maurer Y, Dittrich A (1979) Vergleich von Selbst- und Fremdbeurteilung bei schizophrenen Patienten. Pharmakopsychiat Neuropsychopharmakol 12:375–382

Mauz F (1930) Die Prognostik der endogenen Psychosen. Thieme, Leipzig

Mayer-Gross W (1920) Über die Stellungnahme zur abgelaufenen akuten Psychose. Eine Studie über verständliche Zusammenhänge in der Schizophrenie. Z Ges Neurol Psychiat 60:160–212

Mc Cabe (1975) Demographic differences in functional psychoses. Br J Psychiatry 127:320–323

Meehl PE (1962) Schizotaxia, schizotypy, schizophrenia. Amer Psychologist 17:827–838

Mellsop GW (1973) Adult psychiatric patients on whom information was recorded during childhood. Br J Psychiatry 123:703–710

Möller HJ, Zerssen D von (1981a) Depressive Symptomatik bei Aufnahme und Entlassung stationär behandelter schizophrener Patienten. Nervenarzt 52:525–530

Möller HJ, Zerssen D von (1981b) Depressive Symptomatik im stationären Behandlungsverlauf von 280 schizophrenen Patienten. Pharmacopsychiat 14:172–179

Möller HJ, Zerssen D von (1985) Psychopathometrische Untersuchung zur prognostischen Bedeutung des psychopathologischen Befundes und der prämorbiden Persönlichkeit für den Entlassungszustand neuroleptisch behandelter Patienten mit schizophrenen Psychosen. Nervenarzt 56:498–505

Möller HJ, Zerssen D von (1986) Der Verlauf schizophrener Psychosen unter den gegenwärtigen Behandlungsbedingungen. Springer, Berlin Heidelberg New York Tokyo

Möller HJ, Zerssen D von, Wüschner-Stockheim M, Werner-Eilert K (1981) Die prognostische Bedeutung psychopathometrischer Aufnahme- und Entlassungsbefunddaten schizophrener Patienten. Arch Psychiat Nervenkr 231:13–34

Möller HJ, Werner-Eilert K, Wüschner-Stockheim M, Zerrsen D von (1982) Relevante Merkmale für die 5-Jahres-Prognose von Patienten mit schizophrenen und verwandten paranoiden Psychosen. Arch Psychiat Nervenkr 231:305–322

Möller HJ, Scharl W, Zerssen D von (1984) Störungen der prämorbiden sozialen Adaptation als Prädiktor für die Fünfjahresprognose schizophrener Psychosen. Nervenarzt 55:358–364

Mosher LR, Menn AZ, Matthews S (1975) Soteria. Evaluation of a home-based treatment for schizophrenia. Am J Orthopsychiatry 46:455–467

Müller P (1978) Depressive Syndrome im Verlauf schizophrener Psychosen. Fortschr Med 96:1518–1520

Müller P (1981) Depressive Syndrome im Verlauf schizophrener Psychosen. Enke, Stuttgart

Mundt C (1982) Zur Psychopathologie und Theorie der schizophrenen Primärpersönlichkeit. In: Laux G, Reimer F (Hrsg) Klinische Psychiatrie. Tendenzen, Ergebnisse, Probleme und Aufgaben heute. Hippokrates, Stuttgart

Mundt C (1985) Das Apathiesyndrom der Schizophrenen. Eine psychopathologische und computertomographische Untersuchung. Springer, Berlin Heidelberg New York Tokyo

Mundt C, Kasper S (1987) Zur Schizophreniespezifität von negativen und Basissymptomen. Nervenarzt 58:489–495

Nuechterlein KH, Dawson ME (1984) A heuristic vulnerability/stress model of schizophrenic episodes. Schizophr Bull 10:300–312

Overall JE, Gorham DR, Shawver JR (1961) Basic dimensions of change in the symptomatology of chronic schizophrenics. J Abnormal and Social Psychol 63:597–602

Payne RW, Hewlett JHG (1960) Thought disorder in psychotic patients. In: Eysenck (ed) Experiments in personality. Vol II. Routledge and Kegan Paul, London

Payne RW, Matussek P, George EI (1959) An experimental study of schizophrenic thought disorder. J Ment Sci 105:627–652

Penin H, Gross G, Huber G (1982) Elektroencephalographisch-psychopathologische Untersuchungen in Basisstadien endogener Psychosen. In: Huber G (Hrsg) Endogene Psychosen: Diagnostik, Basissymptome und biologische Parameter. Schattauer, Stuttgart New York

Perris C (1974) A study of cycloid psychoses. Acta psychiat Scand Suppl 253

Petrilowitsch N (1965) Krankheitsbezogene oder symptomgerichtete Pharmakotherapie? Wiener Zeitschrift für Nervenheilkunde und deren Grenzgebiete 22:195–209

Pfohl B, Winokur G (1982) The evolution of symptoms in institutionalized hebephrenic/catatonic schizophrenics. Br J Psychiatry 141:567–572

Pietzcker A (1978) Langzeitmedikation bei schizophrenen Kranken. Nervenarzt 49:518–533

Pinel P (1801) Traité médico-philosophique sur l'aliénation mentale, ou la manie. Richard, Caille et Ravier, Paris

Piotrowski ZA (1957) Perceptanalysis. Macmillan, New York

Plaum E (1975) Ein multivariater Ansatz zur Untersuchung kognitiver Störungen bei Schizophrenen. Dissertation, Universität Göttingen

Plaum E (1978) Hypothesen zu möglichen Basisstörungen der geistigen Leistungen Schizophrener. Psychiat Neurol med Psychol, Leipzig 30:74–84

Plaum E (1982) Zum Leistungsverhalten schizophren Erkrankter. Psychiat Prax 9:35–41

Pogue-Geile MF, Harrow M (1984) Negative and positive symptoms in schizophrenia and depression: A follow-up. Schizophr Bull 10:371–387

Pogue-Geile MF, Harrow M (1985) Negative symptoms in schizophrenia: Their longitudinal course and prognostic importance. Schizophr Bull 11:427–439

Poljakow J (1973) Schizophrenie und Erkenntnistätigkeit. Hippokrates, Stuttgart

Prusoff B, Klermann G, Paykel E (1972) Concordance between clinical assessments and patients' self-report in depression. Arch Gen Psychiatry 26:546–552

Putten T van, May PRA (1978) „Akinetic depression" in Schizophrenia. Arch Gen Psychiatry 35:1101–1107

Raskin A, Schulterbrandt J, Reatig N, Rice CE (1967) Factors of psychopathology in interview, ward behavior and self-report ratings of hospitalized depressives. J Consulting Psychol 31:270–278

Raskin A, Schulterbrandt J, Reatig N, Mc Keon J (1969) Replications of factors of psychopathology in interview, ward behavior and self-report ratings of hospitalized depressives. J Nerv Ment Dis 148:87–98

Retterstöl N (1968) Paranoid Psychoses. The stability of nosological categories illustrated by a personal follow-up investigation. Br J Psychiatry 114:553–562

Reveley AM, Reveley MA, Murray RM (1984) Cerebral ventricular enlargement in non-genetic schizophrenia: A controlled twin study. Br J Psychiatry 144:89–93

Rey ER, Oldigs J (1982) Ergebnisse einer experimentellen zweijährigen Verlaufsuntersuchung zu Störungen der Informationsverarbeitung Schizophrener. In: Huber G (Hrsg) Endogene Psychosen: Diagnostik, Basissymptome und biologische Parameter. Schattauer, Stuttgart New York

Reynolds JR (1858) On the pathology of convulsions, with special reference to those children. Liverpool Med Chir J 2:1–14, Zit. n. Berrios GE (1985)

Rifkin A, Quitkin F, Klein DF (1975) Akinesia. A poorly recognized drug – induced extrapyramidal behavioral disorder. Arch Gen Psychiat 32:672–674

Rösler M, Bellaire W, Hengesch G, Kiesling-Muck H, Carls W (1985) Die uncharakteristischen Basissymptome des Frankfurter Beschwerdefragebogens und ihre Beziehungen zu psychopathologischen Syndromen. Nervenarzt 56:259–264

Rokeach M (1960) The open and closed mind. Investigations into the nature of belief systems and personality systems. Basis books, New York

Rorschach H (1972) Psychodiagnostik. Methodik und Ergebnisse eines wahrnehmungsdiagnostischen Experiments (Deutenlassen von Zufallsformen). 9. Aufl. Huber, Bern Stuttgart Wien (1. Aufl.: Bircher, Bern 1921)

Rosenthal D (1970) Genetic theory and abnormal behavior. Mc Graw-Hill, New York St. Louis San Francisco Düsseldorf London Mexico Panama Sydney Toronto

Sachar EJ, Kanter SS, Buie D, Engle R, Mehlmann R (1970) Psychoendocrinology of ego desintegration. Am J Psychiatry 126:1067–1078

Sartorius N, Jablensky A, Korten A, Ernberg G, Anker M, Cooper JE, Day R (1986) Early manifestations and firstcontact incidence of schizophrenia in different cultures. WHO Bericht, Document 6723 N diskette 0002 N

Schmid W, Bronisch T, Zerssen D von (1982) A comparative study of PSE Catego, and DiaSiKa: Two psychiatric computer diagnostic systems. Br J Psychiatry 141:292–295

Schmidt LG, Schüssler G, Kappes CV, Müller-Oerlinghausen B (1982) Vergleich einer höher dosierten Haloperidol-Therapie mit einer Perazin-Standard-Therapie bei akut schizophrenen Patienten. Nervenarzt 53:530–536

Schubart C, Schwarz R, Krumm B, Biehl H (1986) Schizophrenie und soziale Anpassung. Eine prospektive Längsschnittuntersuchung. Springer, Berlin Heidelberg New York Tokyo

Schünemann-Wurmthaler S (1983) Empirische Untersuchungen zum Frankfurter Beschwerdefragebogen. Dissertation, Universität Frankfurt. Zit.n. Süllwold L (1983b)

Seidenstücker G, Baumann U (1978) Multimethodale Diagnostik. In: Baumann U, Berbalk G, Seidenstücker G (Hrsg) Klinische Psychologie. Trends in Forschung und Praxis. Bd. 1. Huber, Bern Stuttgart Wien

Semrad EV (1966) Long-term therapy of schizophrenia. In: Usdin GL (ed) Psychoneuroses and schizophrenia. Lippincott, Philadelphia Montreal

Shakow D (1962) Segmental set. A theory of the formal psychological deficit in schizophrenia. Arch Gen Psychiat 6:1–17

Shanfield S, Tucker GJ, Harrow M, Detre T (1970) The schizophrenic patient and depressive symptomatology. J Nerv Ment Dis 151:203–210

Shapiro MB, Post F (1974) Comparison of self-ratings of psychiatric patients with ratings made by a psychiatrist. Br J Psychiatry 125:36–41

Simhandl C, Rogan M, Lesch OM, Musalek M, Strobl R (1984) Wertigkeit von Fremd- und Selbstbeurteilungsskalen bei chronisch Schizophrenen. Nervenarzt 55:371–377

Skalweit W (1934) Konstitution und Prozeß in der Schizophrenie. Thieme, Leipzig

Snell L (1865) Ueber Monomanie als primäre Form der Seelenstörung. Allg Z Psychiat 22:368–381

Sommers AA (1985) „Negative symptoms": Conceptual and methodological problems. Schizophr Bull 11:364–379

Steinberg HR, Green R, Durell J (1967) Depression occuring during the course of recovery from schizophrenic symptoms. Am J Psychiatry 124; 699–702

Steinmeyer EM (1976) Untersuchungen zur automatischen Taxonomie (Clusteranalyse) von FPI-Testwerten im psychiatrischen Feld. Z exp angew Psychol 23:140–150

Storms LH, Broen WE (1969) A theory of schizophrenic behavioral disorganization. Arch Gen Psychiatry 20:129–144

Strauss JS, Carpenter WT (1972) The prediction of outcome in schizophrenia. I. Characteristics of outcome. Arch Gen Psychiatry 27:739–746

Strauss JS (1987) Processes of healing and chronicity in schizophrenia. In: Häfner H, Gattaz WF, Janzarik W (Hrsg) Search for the causes of schizophrenia. Springer, Berlin Heidelberg New York London Paris Tokyo

Strauss JS (1989) Intermediäre Prozesse in der Schizophrenie: In einer neuen dynamisch orientierten Psychiatrie. In: Böker W, Brenner HD (Hrsg) Schizophrenie als systemische Störung. Huber, Bern Stuttgart Toronto

Strauss JS, Carpenter WT (1974) The prediction of outcome in schizophrenia. II. Relationship between predictor and outcome variables. Arch Gen Psychiatry 31:37–42

Strauss JS, Carpenter WT (1977) Prediction of outcome in schizophrenia. III. Five-year outcome and its predictors. Arch Gen Psychiatry 34:159–163

Strauss JS, Carpenter WT, Bartko JJ (1974) The diagnosis and understanding of schizophrenia. Part III. Speculations on the processes that underlie schizophrenic symptoms and signs. Schizophr Bull 11:61–69

Strauss JS, Hafez H, Lieberman P, Harding CM (1985) The Course of Psychiatric Disorder, III. Longitudinal Principles. Am J Psychiatry 142:289–296

Strian F, Heger R, Klicpera C (1982) The time structure of depressive mood in schizophrenic patients. Acta Psychiat Scand 65:66–73

Süllwold L (1977) Symptome schizophrener Erkrankungen. Uncharakteristische Basisstörungen. Springer, Berlin Heidelberg New York

Süllwold L (1981) Basisstörungen: Ergebnisse und offene Fragen. In: Huber G (Hrsg) Schizophrenie. Stand und Entwicklungstendenzen der Forschung. Schattauer, Stuttgart New York

Süllwold L (1983a) Schizophrenie. Kohlhammer, Stuttgart Berlin Köln Mainz

Süllwold L (1983b) Subjektive defizitäre Störungen bei schizophren Erkrankten. In: Brenner HD, Rey ER, Stramke WG (Hrsg) Empirische Schizophrenieforschung. Experimentalpsychologische Ergebnisse und Beispiele ihrer Anwendung in Behandlung und Rehabilitation. Huber, Bern Stuttgart Wien

Süllwold L (1985) Schwach ausgeprägte schizophrene Symptome. Wege zur Spezifität? In: Huber G (Hrsg) Basisstadien endogener Psychosen und das Borderline-Problem. Schattauer, Stuttgart New York

Süllwold L, Huber G (1986) Schizophrene Basisstörungen. Springer, Berlin Heidelberg New York London Paris Tokyo

Teusch L (1985) Substratnahe Basisstörungen oder nosologisch vieldeutige subjektive kognitive Störbarkeit? Methodenkritische Überlegungen am Beispiel des Frankfurter Beschwerdefragebogens (FBF) von Süllwold. Nervenarzt 56:265–269

Tegeler J, Floru L (1979) Eine vergleichende Untersuchung der Depot-Neuroleptika Perphenazin Önanthat und Fluspirilen. Pharmakopsychiat Neuropsychopharmakol 12:357–365

Tsuang MT, Winokur G (1974) Criteria for subtyping schizophrenia. Clinical differentiation of hebephrenic and paranoid schizophrenia. Arch Gen Psychiatry 31:43–47

Ulrich G, Otto W (1984) Zur Bedeutung intermittierender rechts-posterior betonter langsamer Wellen im EEG psychiatrischer Patienten. Fortschr Neurol Psychiat 52:48–61

Vaillant GE (1964) Prospective prediction of schizophrenic remission. Arch Gen Psychiatry 11:509–518

Vaughn CE, Leff JP (1976) The influence of family and social factors on the course of psychiatric illness. A comparison of schizophrenic and depressed neurotic patients. Br J Psychiatry 129:125–137

Waniek W, Hampel R (1978) Was leisten Persönlichkeitsfragebogen zur Differenzierung psychiatrischer Diagnosegruppen? Z f Klin Psych Psychother 26:299–303

Waniek W, Hampel R, Böhme H (1976) Untersuchungen zur faktoriellen Gemeinsamkeit und Spezifität der FPI- und MMPI-Skalen. Z exp angew Psychol 23:310–319

Watt DC, Katz K, Shepherd M (1983) The natural history of schizophrenia: a 5-year prospective follow-up of a representative sample of schizophrenics by means of a standardized clinical and social assessment. Psychological Medicine 13:663–670

Weinberger DR, Bigelow LB, Kleinmann JE, Klein ST, Rosenblatt JE, Wyatt RJ (1980) Cerebral ventricular entlargement in chronic schizophrenia. An association with poor response to treatment. Arch Gen Psychiatry 37:11–14

Weiner IB (1966) Psychodiagnosis in schizophrenia. John Wiley and Sons, New York London Sydney

Wellek A (1953) Das Problem seelischen Seins. Hain, Meisenheim Glan

Wicht E (1981) Erste eigene Erfahrungen mit dem Frankfurter Beschwerdefragebogen zur Erfassung schizophrener Basisstörungen. Psychiat Neurol med Psychol 33:610–617

Williams RM, Alagaratnam W, Hemsley DR (1984) Relationship between subjective self-report of cognitive dysfunction and objective information – processing performance in a group of hospitalized schizophrenic patients. Eur Arch Psychiat Neurol Sci 234:48–53

Wing JK, Bennett DH, Denham J (1964) The industrial rehabilitation of long-stay schizophrenic patients. Med Res Council Memo. No. 42. H.M.S.O., London

Winokur G (1975) The use of genetic studies in clarifying clinical issues in schizophrenia. In: Mitsuda H, Fukuda T (eds) Biological mechanisms of schizophrenia and schizophrenia-like psychoses. Igaku Shoin, Tokyo 1974. Thieme, Stuttgart

Witkin HA, Lewis HB, Hertzmann M, Machover K, Meissner PB, Wapner S (1954) Personality through perception. An experimental and clinical study. Harper, New York

Wittenborn JR (1977) Stability of symptom ratings for schizophrenic men. Arch Gen Psychiatry 34:437–440

Witter H (1960) Psychometrische Untersuchungen bei schizophrenen Defektzuständen. Arch Psychiat Z ges Neurol 200:639–652

World Health Organization (1979) Schizophrenia. An international follow-up study. John Wiley and Sons, Chichester New York Brisbane Toronto

Zerssen D von (1976) Klinische Selbstbeurteilungsskalen aus dem Münchener Psychiatrischen Informations-System (Psychis München). Paranoid-Depressivitäts-Skala. Depressivitäts-Skala. Manual. Beltz, Weinheim

Zerssen D von, Cording C (1978) The measurement of change in endogenous affective disorders. Arch Psychiat Nervenkr 226:95–112

Zimmermann R, Vestre N, Hunter S (1976) Validity of family informants'ratings of psychiatric patients. Differential validity. Psychol Rep 38:555–564

Zubin J (1975) Problem of attention in schizophrenia. In: Kietzmann ML, Sutton S, Zubin J (eds) Experimental approaches to psychopathology. Academic Press, New York

Zubin J (1985) Negative symptoms: Are they indigenous to schizophrenia? Schizophr Bull 11:461–470

Zubin J, Spring B (1977) Vulnerability – A new view of schizophrenia. J Abnormal Psychol 86:103–126

# Sachverzeichnis


Affektive Syndromatik    63–86,
    s.a. Symptome, affektive
Affektiv-kognitive Bezugssysteme    13, 22,
    62
Affektlogik    13
Affektverflachung    93
Alogia    9, 58, 59, 96, 97
Akinetische Depression (Akinesia)    63
Aktualisierung    99
Akzessorische Symptome    6–10, 21
AMDP-System    15, 21–23, 32, 56–59, 67,
    78, 89, 90, 95, 104, 105
Angst, dynamische Bewegung    111
Angstneurose    47
Antriebs-Stimmungsverschiebung    5,
    71–73, 76, 117, 118
Antriebsstörung    56
Apathie s. apathisches Syndrom
Apathisches Syndrom 56, 58, 66, 76–83, 85,
    86, 89, 104–107, 118
Arbeitssituation    50, 51
Arbeitstherapie    126
Attentional impairment    9, 58, 59, 96
    s.a. Aufmerksamkeitsstörung
Aufmerksamkeitsstörungen    3, 59

Basisdimensionen    15
Basisprozeß in Latenz    10
Basisstadium    19, 24, 49, 92, 93
Basisstörungen    55–61
Basisstörungskonzept    19
Basissymptome    10, 11, 19
Bedeutungsdefizit    126, 127, 129
Bedeutungserschließung    114
Bedeutungsüberschuß    126
Behandlungsdauer, stationäre    47
Berufliche Tätigkeit    38
Beschäftigungstherapie    126
Bremsung, affektive    77, 107
    s.a. Dynamik, Bremsung der

Change Point    120
Chronifizierung    5
Coenästhesien    9

Coping-Strategien    125

Defizienzsymptomatik
–, affektive    12
–, dynamische    12
    s.a. Insuffizienzsymptome und Insuffi-
    zienzsyndrom
Dementia praecox    6
Depression, anaklitische    15, 64
Depressives Syndrom    63–76, 84, 85, 118
–, pharmakogenes 63, 64, 85
–, Selbstbeurteilung    87–89
Depressivität    88, 89, 90
    s.a. Depressives Syndrom
Desaktualisierung    99
Diagnostik, klinische    30–32
–, leistungspsychologische    33
–, persönlichkeitspsychologische    33
Diathese-Streßmodell    12
Dichotomie, Bleuler'sche    7
–, historische Voraussetzungen    3
–, Integration der    17
–, psychologische    5, 8, 11
–, psychopathologische    3, 5, 9, 19, 22
DSM-III    30, 40, 41, 45
Dynamik    7
–, Bremsung der    107, 110, 111, 115, 119
–, Defizienzen der    116
–, Entgleisung der    19, 20, 99, 108–110,
    117
–, Insuffizienz der    109, 110
–, Überschüsse der    100
Dysregulation, dopaminerge    8

Einengung
–, affektive    15, 115
–, situative    116
Einflußfaktoren
–, krankheitsbezogene    25–27, 52–54
–, postakuter Verlauf    25–27, 52–54,
    60–62
–, prämorbide    25–27, 52–54
Elabierung    119
Endphänomene, komplexe    11

Endstadien 6
Engramm 100
Enthemmungsphänomene 8
Entwicklung, praemorbide 16
Epidemiologie 29
Erkrankungsbeginn 45, 46
Erlebnisstörungen 13
Erlebnissymptomatik 11, 22
Erlebnistypus (Rorschach) 24, 99,
    103–107, 118–120
–, ambiäqualer 103
–, Dilatation des 106, 107
–, extratensiver 99–100, 103, 104, 106,
    107
–, introversiver 100, 103, 104, 107
–, Koartation des 100, 106, 107
–, Verlaufskategorisierung des 103
–, Verschiebung des 99
Erschöpfungssyndrom, postremissives 64,
    85, 111
Erstmanifestation 46
Erstrangsymptome 26
Experimentalpsychologie 12, 93
Expressed-emotion Forschung 124

Faktorenanalyse, repetitive 15
Familienstand 37
Familientherapie 126, 129, 130
Filterstörung 12
Frankfurter-Beschwerde-Fragebogen (FBF)
    22, 32, 55–61, 90, 95, 97
Freiburger-Persönlichkeits-Inventar (FPI)
    23
Fremdbeurteilungsinstrumente 22, 32,
    87–91
Früherkrankungen 26

Genetik 25, 26
Geschlechtsverteilung 36
Grundstörung 6, 7, 13
Grundsymptome 6–10, 21
–, Spezifität der 7

Halluzination 8, 56
Halluzinosen, chronische 11
Hamburg-Wechsler-Intelligenztest
    (HAWIE) 33, 92–98
–, Allgemeines Wissen 42
–, Bilderergänzen 92, 96
–, Bilderordnen 33, 92, 97
–, Gemeinsamkeitenfinden 33, 92–96
–, Handlungsteil 33, 92, 94, 97
–, Verbalteil 33, 92, 94, 97
Herkunftsschicht 39
Hermeneutischer Zugang 108

Homöostase 11a
Hyperphasen 7

ICD-Diagnose 46, 47
Idiographische Aspekte 2
Impressive Entzügelung 20, 99, 109, 110
Inanspruchnahmekollektiv 29
Inhibition 76
Initialsyndrom 45
Initialzustände der akuten Schizophrenie 1
Insuffizienzhypothese 11
Insuffizienzsymptome 6–8, 21
–, Reversibilität der 10
Insuffizienzsyndrom 5, 76–83, 118
    s.a. Residualsyndrom, Residualverfas-
    sung, Residualzustand, Residuum
Intelligenz 61
Intelligenz, prämorbide 41, 52, 53
Intelligenzquotient 33, 61, 116, 117
Intentionalität 7, 126, 130
Inzidenzrate 29
IPSS-Studie (WHO) 1, 25

Kognitionspsychologie 12
Kognitive Kapazität 117
Kognitive Störungen 9, 11, 22, 24, 55–62,
    90, 97
Kognitive Symptome, s. Symptome,
    kognitive
Kognitives Training 124
Kohärenz, strukturell-dynamische 109
Konkretismus 111
Konsolidierung, dynamische 82
–, postakute 110, 118
Konstriktion 108–123, 130
–, Lösung der 123–127, 130
Kontinuum 5
Kontinuummodelle 14, 15
Krankheitseinheit 3, 5
Krankheitsprozeß 6, 10
Krankheitsverleugnung 88, 89, 91
Krankheitsvorstellungen, zustands-
    bildliche 4
–, verlaufsorientierte 4
–, Zustands-Verlaufsgestalt 4
Kurzstreckenverlauf 20, 25

Langzeitprognose 1
Lebensalter, Erstmanifestation 37
Leistungspsychologie 24, 28, 92–98
Life-events 125

Manie, s. Manisches Syndrom
Manisches Syndrom 53, 58, 63, 65–76,
    87, 104–106

Medikamentöse Behandlung   48
Mehrebenen-Diagnostik   87
Mehrfachwahl-Wortschatz-Test (MWT)
   33, 42
Milieutherapie   123, 124
Minderbegabung   42
Mini-Hibernation   119
Minnesota Multiphasic Personality Invento-
   ry (MMPI)   23
Minussymptome   9, 21, 22, 53, 56–61,
   82–86, 90, 97, 98, 104, 110, 116, 119
Modalitätenwechsel, sensorischer   12
Moratorium   120

Negativ-Symptome, s. Symptome, negative
Neurasthenie   47
Neuroleptische Medikation   48, 125, 127
Nomothetische Aspekte   2
Nosologie
–, klassische Subtypen   18
–, biologische Parameter   18

Over-inclusion   11

Paranoide Reaktion, akute   47
Paranoid-halluzinatorisches Syndrom 57,
   58, 61, 62, 66, 77, 79, 81, 89,
   104–105, 116
Paranoidität   24, 87–90
Paranoid-Depressivitäts-Skala (PD-S)   22,
   32, 88, 91
Perception-Personality-Schule   99
Persönlichkeitspsychologie   28, 99–107
Persönlichkeitsstörungen (Typologie nach
   DSM-III)   41
Persönlichkeitstest, projektiver   99
Persönlichkeitsvariable, prämorbide   40,
   52, 53
Perzeptiv-kognitiv-soziales Modell   12
Pharmakotherapie   1
Phasenmodell   16
Plussymptome   21, 22, 53, 59, 61, 84–86,
   97, 98, 104, 107, 110, 116, 117, 119, 120
Postakutes Stadium   17–28
–, Definition   20
–, Dauer   47, 48
   s.a. Verlauf, postakuter
Potentialreduktion   11
Prädisposition, persönlichkeitsbedingte   23
Prämorbide Einflußfaktoren   1, 25–27, 40,
   41, 52, 53
Primärstörung   11
Prodrome   26, 43, 44, 52
Prozeßaktivität   11
Prozeßnachstadium, frisches   16

Psychagogik   126, 130
Psychoorganisches Syndrom   59, 95
Psychoreaktive Auslösung   43, 85
Psychose, akute   16, 67, 70, 77–83, 110
–, chronische   49
–, latente   47
–, schizoaffektive   47
–, Subtypen   45, 47
Psychosoziale Belastung, prämorbide   52
Psychotherapie   64, 126, 130

Reaktionszeitverlängerung   93
Regression, postpsychotische   15, 64
Regulative Vorgänge   119–123
Rehospitalisierung   104, 106, 107
Reizanordnung, crossmodale   12
Reizinterferenz   12
Reizschutz   99
Rekrutierungskriterien   30
Remission   49, 69, 70, 74, 77–83, 87, 104,
   106, 107
Residualsyndrom   130
   s.a. Insuffizienzsyndrom, Residualverfas-
   sung, Residualzustand, Residuum
Residualverfassung   8–11
   s.a. Insuffizienzsyndrom, Residualsyn-
   drom, Residualzustand, Residuum
Residualzustand   16, 24, 110
   s.a. Insuffizienzsyndrom, Residualsyn-
   drom, Residualverfassung, Residuum
Residuum, reines   92, 93
   s.a. Insuffizienzsyndrom, Residualsyn-
   drom, Residualverfassung, Residualzu-
   stand
Response-Interferenz   12
Restitution   16, 98, 107, 116, 117, 126,
   130
–, soziale 1
Restriktion   64
Retardation   119
Retardierung, cross-modale 93
Retraktion   111
Rezidiv   49, 106, 107, 117, 120
Rezidivneigung   114, 117, 120, 125, 130
Rorschach-Verfahren 23, 28, 33, 99–107
–, Bewegungsantworten   100, 101, 102
–, Deutungshypothesen   100
–, Dilatation   100
–, Extratensivität   100
–, Farbantworten   100, 102
–, Formantworten 101, 102, 103
–, Introversivität   100
–, Kinästhetische Momente   100
–, Koartation   100
–, Originalantworten   103

–, Populärantworten   103
–, Tierantworten   103
Rückfallneigung s. Rezidivneigung
Rückfallprophylaxe   18

Scale for the Assessment of Negative
   Symptoms (SANS)
10, 21–23, 32, 56, 58, 59, 90, 95, 96
Schizophrenie   1, 47
–, depressive Stimmungsverschiebung
   63–65
–, manische Stimmungsverschiebung
   63–65
–, Residualverfassung   8–11
   s.a. Psychose
Schwächezustände, sekundäre   4, 6, 14
Seelenstörung, primäre   14
Sekundärprävention   18
Selbstbeurteilung   13, 87–91
Selbstschutzmaßnahmen   127
Situative Anforderung   130
Situative Offerte   127
Soziale Anpassung, prämorbide   40, 52, 53
Soziotherapie   125
Spätschizophrenie   26
Stadium, akutes   52, 53
–, postakutes s. Postakutes Stadium
–, primäres (Griesinger)   5
Stadienlehre   5
Stadienmodell   14, 18, 21, 27, 64
Stimulierung, situative   126, 130
Störungen, kognitive
   s. Kognitive Störungen bzw. Symptome,
   kognitive
–, affektive   11
   s.a. affektive Syndromatik bzw. Sympto-
   me, affektive
Strukturdynamik   99, 109
Struktur, prämorbide   23
Strukturdefizit   127
Strukturpsychopathologie   109
Strukturverformung   11, 49, 110, 116, 127
Switch Process   65
Symptomatik, klinische   21, 31, 110
Symptomatik, produktive   110
Symptome, affektive   22, 24, 53, 63–86,
   97, 98, 104
–, akute   10
–, kognitive   22, 53, 56, 59, 60, 61, 97, 98,
   104
–, Mehrdeutigkeit   19

–, negative   8–10, 21, 76
–, positive   8–10, 21
–, primäre   4, 7
–, produktive   7, 8, 11, 21
–, prozeßunmittelbare   7
–, sekundäre   7
   s.a. Insuffizienzsymptome, Minussymptome, Plussymptome

Therapie   123–127, 129–131
Thought, Language, and Communication
   Disorders-Scale (TLC)   32, 95–97
Trainingsprogramme   126
Trizyklika   127

Übergangswahrscheinlichkeiten   69
Unterstimulation, soziale   124

Validierung   19
Verarbeitungskapazität, affektive   100
Verarbeitungskapazität, kognitive   61, 86
Verhaltenskriterien   14
Verhaltensstörungen   13
Verhaltenssymptome   13, 14, 22
Verhaltenstherapie   123, 124
Verlaufsabschnitte   18
Verlauf, postakuter   23–26, 60–62,
   116–119
Verlaufsprofil   18
Verlaufsstil, affektiver   73, 85, 86, 118
Verlaufsübergänge   79
Verstimmung   63–86
   s.a. depressives Syndrom, manisches Syn-
   drom und Symptome, affektive
Vesania typica circularis   6
Verarbeitungsmodus   64
Vorpostensyndrome   26
Vulnerabilitäts-Streßmodell   12, 13

Wahn   8, 9
   s.a. Paranoidität, paranoid-halluzinatori-
   sches Syndrom
Wahrnehmungspsychologie   99–107
Wahrnehmungsstörungen   3, 22
Wertkonflikt   114
Wohnsituation   38, 50, 51

Zerfahrenheit   8
Zustands-Verlaufs-Einheiten   6



Druck: COLOR-DRUCK DORFI GmbH, Berlin
Verarbeitung: Buchbinderei Lüderitz & Bauer, Berlin